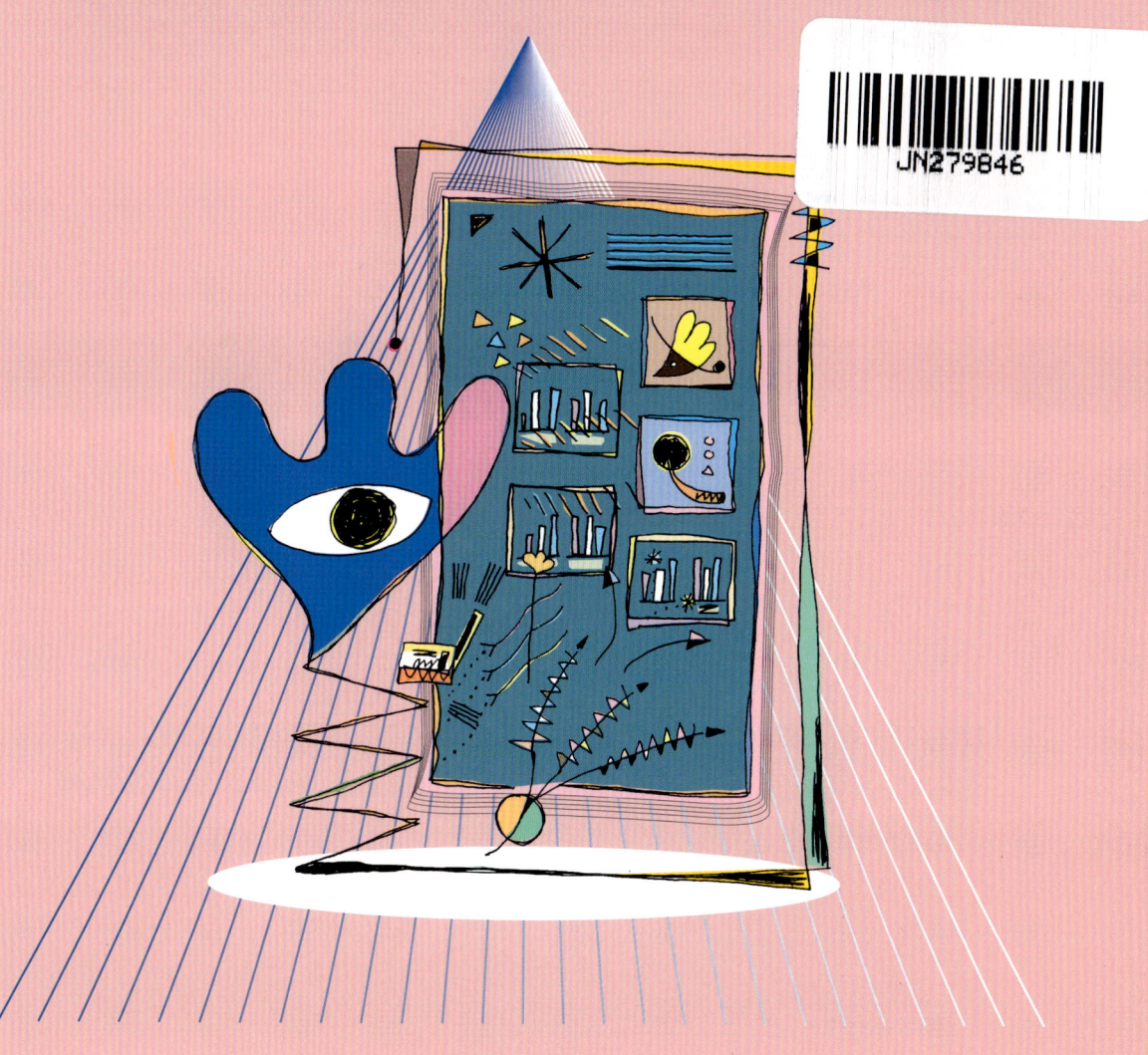

【注意事項】　企業名，商品名やURLアドレスについて
本書の記事は執筆時点での最新情報に基づいていますが，企業名，商品名の変更，各サイトの仕様の変更などにより，本書をご使用になる時点においては表記や操作方法などが変更になっている場合がございます．また，本書に記載されているURLは予告なく変更される場合がありますのでご了承下さい．

羊土社のメールマガジン
「羊土社ニュース」は最新情報をいち早くお手元へお届けします！

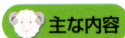
主な内容
・羊土社書籍・フェア・学会出展の最新情報
・羊土社のプレゼント・キャンペーン情報
・毎回趣向の違う「今週の目玉」を掲載

●バイオサイエンスの新着情報も充実！
・人材募集・シンポジウムの新着情報！
・バイオ関連企業・団体の
　キャンペーンや製品，サービス情報！

いますぐ，ご登録を！　➡　羊土社ホームページ　http://www.yodosha.co.jp/
（登録・配信は無料）

ポスター発表予定のみなさんへ

　最近，大学院生や博士研究員などの若い研究者が増え，発表希望者の急増に伴って，国内外の学会では1度に多数の演題発表をこなすことができるポスター発表の占める割合が大きくなってきました．シンポジウム以外の一般講演はすべてポスター発表である学会も少なくありません．したがって，ステップ・アップしていこうとしている若い研究者にとって，ポスター発表は日頃の研究成果を積極的にアピールし，また，研究者としての自分を宣伝するための重要な発表形式となっています．しかし，ポスター発表に選ばれた場合，なぜか気軽に考えてしまい，論文やスライド用のデータを貼り付けただけのアピールの欠けた消極的なポスターも多く見られます．

　ポスター発表には長所と短所があります（**図1**）．しかし，口頭発表とポスター発表の両方を経験するとよくわかることなのですが，ポスター発表の場合，その長所を積極的に活かせば，以下にあげたような，ポスター発表ならではの大きなチャンスが得られます（**図2**）．

① 発表時間，討論時間が長時間であるため，多くの人に自分の研究成果の重要性を大きくアピールできるチャンスがあります
② 自由度の高い発表形式であるため，個性の強い，優れたプレゼンテーションをすれば，優れた研究者としての自分自身を売り込む良いチャンスとなります
③ 人脈を得るチャンスがあります．1対1で，同年代はもとより，普段は近づきがたい教授クラスの研究者とじっくり討論することもできます．これは，共同研究のきっかけをつくる良い機会となります
④ 深い討論から生じた質問やコメントを今後の研究の展開や論文製作の際に活かすことができます．時には未発表の貴重な情報を得ることもあるでしょう

　これらのチャンスを得るためには，まず，多数のポスターが同時に掲示されているなかで，立ち止まって，注目してもらえるポスターを製作することから始まります．それには研究内容ももちろん非常に大事ですが，思わず見入ってしまうような，視覚に訴えるインパクトのある整理されたポスターを時間をかけて準備しましょう．そして，当日は自信をもってプレゼンテーションしましょう．それにより，自然に深い討論が交わされてくるはずです．

　本書は筆者の経験をもとに，説得力のあるポスターを計画的に要領よく製作し，効果的なプレゼンテーションを行うための手引き書です．本書のアイディアを活用して，「見せる読ませる惹きつけるポスター発表」を行い，研究者としての大きなチャンスを得るために役立てていただければ幸いです．

2003年4月

今泉美佳

■ 図1　ポスター発表の長所と短所

ポスター発表を行う側

- 研究内容をゆっくり説明することができ、研究者同士で長時間ざっくばらんに討論することができる
- 多くのデータを掲示することができる
- 自由度の高い発表形式であり、個性の強いプレゼンテーションができる
- 掲示時間が長いので、より多くの人に見てもらえる
- ほかの研究者との交流、共同研究のきっかけをつくる良い機会となる
- 同じ内容を繰り返して何度も説明しなければならない
- 自分と同じようなテーマの演題発表が同じ時間に重なる場合が多く、発表・討論に参加できない場合もある
- 1対1の討論となり、第3者の意見を取り入れることが難しい
- 準備に比較的時間がかかる

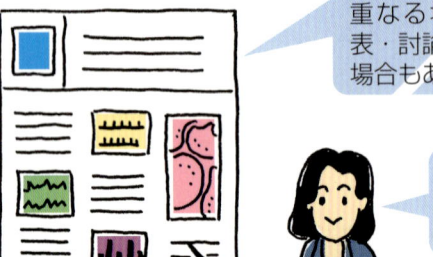

ポスター発表を見る側

- 発表内容を詳細に好きなだけゆっくり考えながら見ることができる
- 短時間に関心のある発表だけを重点的に都合よく回ることができる
- 何回でも遠慮なく質問できる
- 質問したり、討論しないと良い情報が得られない

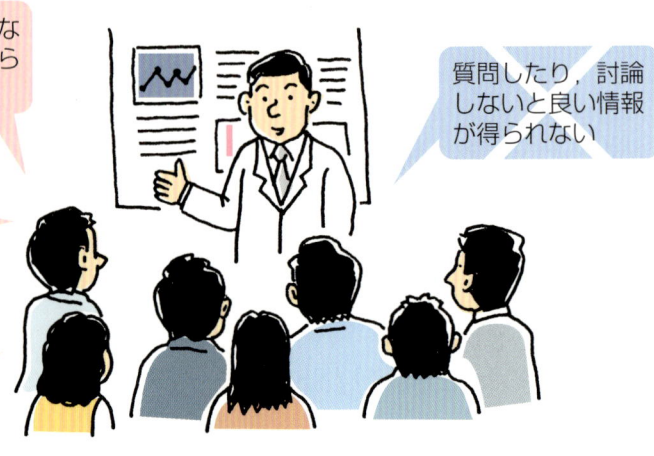

■図2　ポスター発表ならではの大きなチャンス

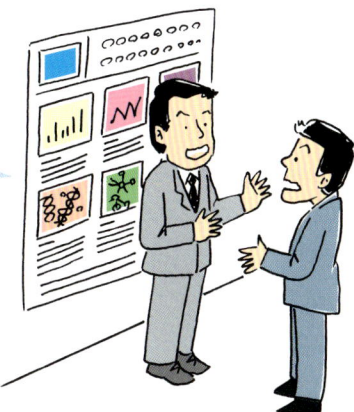

- 討論をした研究者と仲良くなり新たな交流ができた
- 同じ研究分野の研究者と共同研究のきっかけがつかめた
- 著名な研究者と話し合う機会が得られた

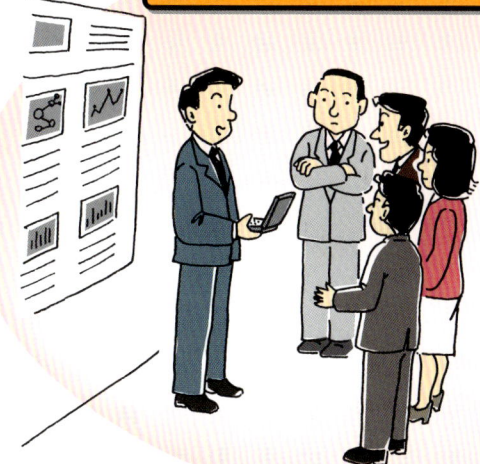

ポスター発表でこんなチャンスが得られる！

① 多くの人に自分の研究成果の重要性を大きくアピールできるチャンス
② 優れた研究者としての自分自身を売り込むよいチャンス
③ 人脈を得るチャンス
④ 今後の研究の展開や論文製作の際に活かすことができるチャンス

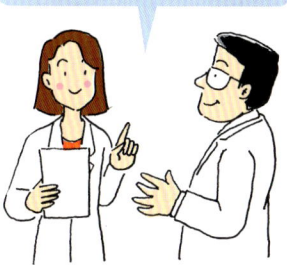

- 自分の論文を引用してもらうことができた

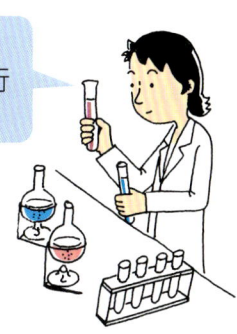

- 交流の深まった研究者と試薬・抗体・プラスミドの授受を行うことができた

ポスター発表はチャンスの宝庫！

in 医学・理学系学会

一歩進んだ発表のための計画・準備から当日のプレゼンまで

目次

第1章　ポスター計画・準備

1. 学会へ要旨（Abstract）を投稿しよう …………………………18
   1. ポスター発表を行う学会を決める…………………………18
   2. 学会の演題募集案内をよく読み，確認する………………18
   3. タイトル（演題）を決める……………………………………21
   4. 著者を決める……………………………………………………21
   5. 要旨（抄録）を書く……………………………………………22
   6. 要旨を学会へ投稿する…………………………………………22

2. ポスター製作のスケジュールを立てよう ……………………30
   1. 発表8週間前……………………………………………………30
   2. 発表6週間前……………………………………………………30
   3. 発表2週間前〜発表当日………………………………………30

3. 実験データを整理しよう …………………………………………32
   1. データを整理し，発表に必要なデータを選択する…………32
   2. 効果的な図や表を検討する……………………………………32

4. ポスターのレイアウトを決めよう ………………………………34
   1. 講演規定を確認する……………………………………………34
   2. タイトル分を差し引いたポスターの大きさを確認する……35
   3. ポスターの設計図を製作する…………………………………35

5. アプリケーションを選択しプリンタ，消耗品を準備しよう …………39
   1. アプリケーションを選択する…………………………………39
   2. プリンタ，消耗品を準備する…………………………………40

第2章　ポスター製作・印刷

1. ポスターの背景を決めよう ……………………………………………42
   ❶ 背景の製作方法 ………………………………………………42
2. タイトル（Title）を製作しよう …………………………………………45
   ❶ タイトルの大きさに合わせてページ設定を行う ………………45
   ❷ 演題名，著者名，所属を入力する ……………………………46
   ❸ 著者全員の写真や大学，研究所のロゴを掲載する …………47
   ❹ タイトルを印刷する ……………………………………………48
3. 目的（序論，Introduction）を製作しよう ……………………………51
   ❶ ポスター発表での目的の意義 …………………………………51
   ❷ 目的の製作例 …………………………………………………51
4. 実験方法（Materials and Methods）を製作しよう …………………55
   ❶ ポスター発表での実験方法の意義 ……………………………55
   ❷ 実験方法の製作例 ……………………………………………55
5. 結果（Results）を製作しよう …………………………………………58
   ❶ ポスター発表での結果の意義 …………………………………58
   ❷ 個々の結果の掲示について ……………………………………58
   ❸ 結果全体の掲示について ………………………………………60
6. 結論（Conclusion）を製作しよう ……………………………………62
   ❶ ポスター発表での結論の意義 …………………………………62
   ❷ 結論の製作例 …………………………………………………62
7. 参考文献（References），謝辞（Acknowledgments），その他を製作しよう …64
   ❶ 参考文献 ………………………………………………………64
   ❷ 謝辞 ……………………………………………………………65
   ❸ その他 …………………………………………………………66
8. できあがったポスターを貼ってみよう（校正と訂正）…………………67
   ❶ レイアウトを再確認する ………………………………………67
   ❷ 校正と訂正を行う ……………………………………………67
   ❸ 共同研究者や研究指導者に確認してもらう …………………69

第3章　ポスター発表準備

1．発表練習をしよう ……………………………………………………72
- ❶ ポスターの説明を自分で練習する …………………………72
- ❷ 共同研究者の前で練習する …………………………………74

2．資料，その他の準備をしよう ………………………………………75
- ❶ ノート型パソコン ……………………………………………75
- ❷ 補足資料 ………………………………………………………76
- ❸ 配布用資料（レジュメ）………………………………………76
- ❹ 論文別刷の掲示 ………………………………………………77
- ❺ メッセージ受付箱 ……………………………………………77
- ❻ 名刺 ……………………………………………………………78

3．口頭発表をすることになったら ……………………………………79
- ❶ ポスター発表者の口頭発表の形式 …………………………79
- ❷ 口頭発表の原稿を作る ………………………………………81
- ❸ OHPシートを作る ……………………………………………81
- ❹ OHPシートを利用して発表練習をする ……………………82

4．ポスター会場への持ち物リストを作ろう …………………………83
- ❶ ポスター ………………………………………………………83
- ❷ ポスターのコピー ……………………………………………83
- ❸ 文房具 …………………………………………………………83
- ❹ 討論用メモノート ……………………………………………83
- ❺ 資料など ………………………………………………………84

第4章　ポスター発表当日

1．ポスターを運搬し，パネルに貼ろう ………………………………86
- ❶ 時間に余裕をもってポスターを貼る ………………………86
- ❷ パネルに貼ったポスターを最終確認する …………………88

2．ポスタープレゼンテーションおよび質疑応答 ……………………89
- ❶ ポスタープレゼンテーションを行う ………………………89
- ❷ 質疑応答 ………………………………………………………91
- ❸ ポスタープレゼンテーションでの注意点 …………………91

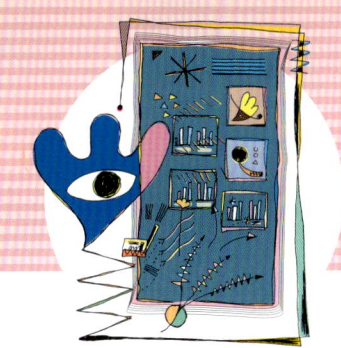

第5章　ポスター良い例，悪い例
 1．ポスターの良い例 …………………………………96
 2．ポスターの悪い例 …………………………………118

 おわりに ……………………………………………122
 索引 …………………………………………………123

コラム　●発表準備は1度実験をストップしておこなう…33　●実験データは日々常にまとめる習慣をつける…33　●1枚の大判用紙によるポスター発表について…38　●Macによる製作時の注意点…44　●ポスターの配色について…44　●フォントについて…47　●ロール紙を使用しないタイトルの印刷…50　●PowerPointでの図形描画…54　●「実験方法」を詳しく説明したい場合…57　●「考察」について…62　●文献番号の「ずれ」について…65　●独創性のある印象的なポスターを製作してチャンスを得よう…69　●OHPシートの保管について…82　●指し棒について…84　●ポスターの撤去について…93　●ポスター発表優秀賞について…116

著者Profile

今泉美佳　Mica Ohara-Imaizumi（いまいずみ　みか）
杏林大学医学部第2生化学学内講師

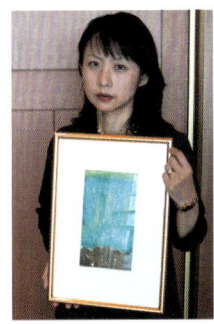

 1983年上智大学理工学部化学科卒業，'85年上智大学理工学研究科生物科学専攻博士前期課程修了，'89年同博士後期課程修了理学博士学位取得，'88〜'90年日本学術振興会特別研究員，'90〜'91年厚生省国立衛生試験所薬理部流動研究員，ヒューマン・サイエンス財団研究員，'91〜'94年上智大学生命科学研究所研究員，'94〜2000年同研究所助手，'00〜'02年杏林大学医学部第2生化学助手，'02年より現職，'97年10月第40回日本神経化学会大会優秀ポスター賞（開口放出機構におけるシナプトタグミンの役割），'99年8月10th International Symposium on Chromaffin Cell Biology（Bergen, Norway）ベストポスター賞（Subcellular Localization of RACK 1 in Adrenal Chromaffin Cells，'00年10月第43回日本神経化学会大会優秀ポスター賞（副腎髄質クロマフィン細胞における分泌顆粒運動の実画像解析）受賞．
 大学院時代から，神経細胞や神経内分泌細胞からの伝達物質放出機構研究を行い，開口放出機構（exocytosis）の研究に夢中になる．現在は，膵β細胞からのインスリン開口放出機構研究を行っており，念願だった単一インスリン顆粒の可視化解析法により機構解明をめざしている．研究によって得られた知見をインスリン分泌不全である2型糖尿病の予防，治療法の開発に反映させたいと願っている．
 著者が手にしているのは（写真），10th International Symposium on Chromaffin Cell Biology ベストポスター賞受賞の際の記念品（Chromaffin Cellの版画）．

Color Graphics (巻頭カラー写真)
ポスター良い例

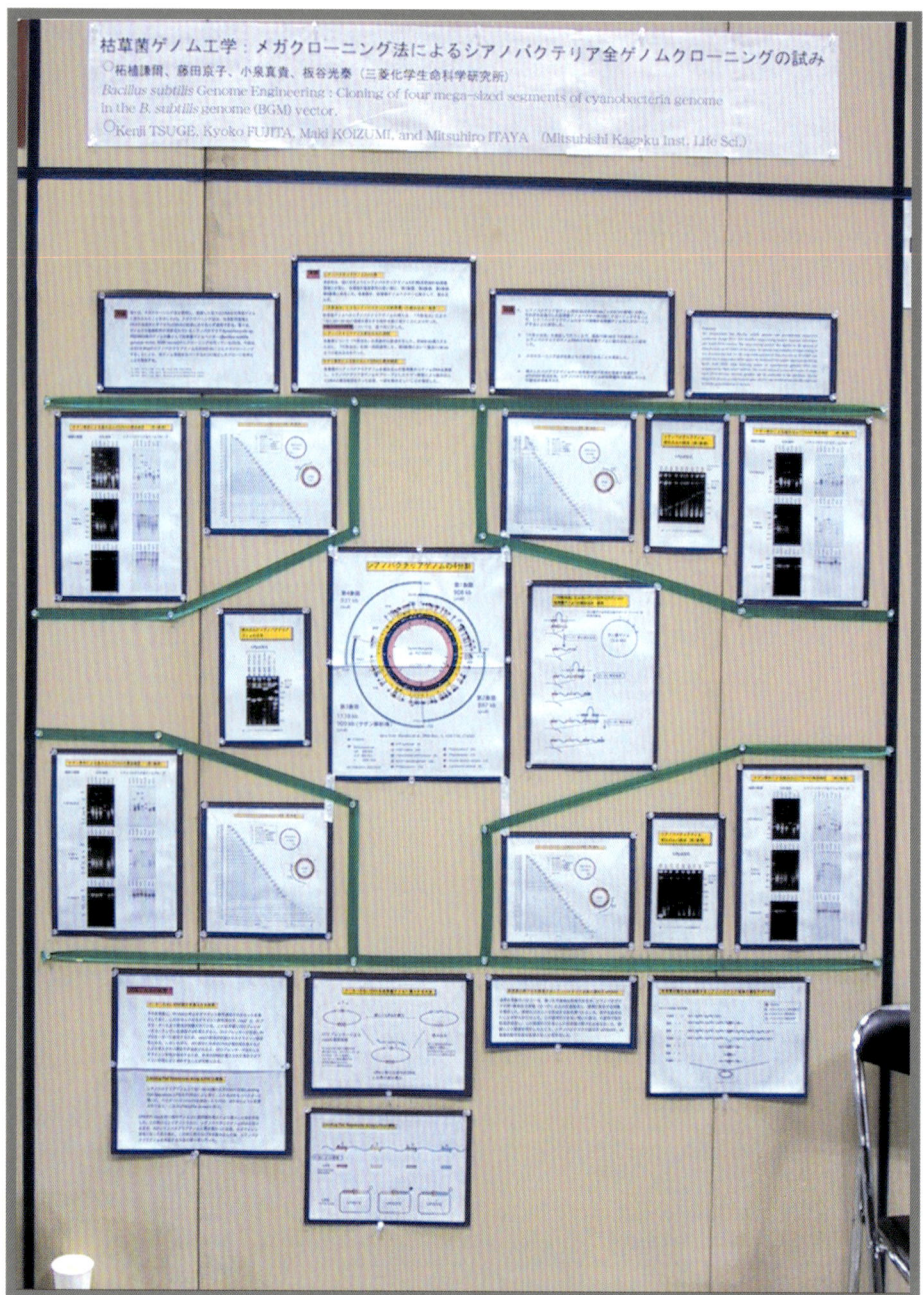

■**写真1**（97頁例1参照）

レイアウトが非常に独創的で統一のとれた美しい構成のポスターです（全体）．シアノバクテリアゲノムの4領域について色テープで区切り，専門外の研究者にもわかりやすく説明しています．主張すべき点を，視覚に訴える印象的な形でまとめており，ポスター発表の長所をうまく活かしています．【発表者および共同研究者の許可を得て掲載】

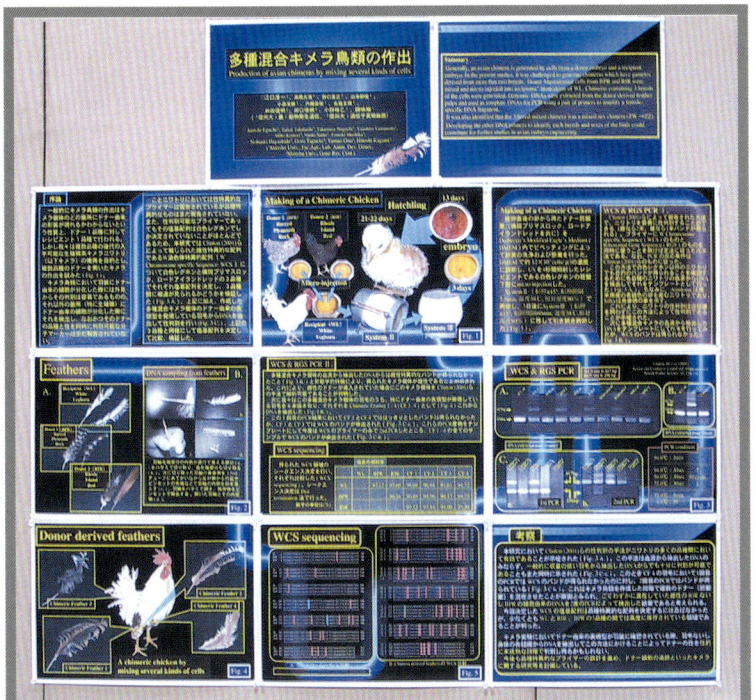

■写真2 （99頁例2参照）
全体が統一されたていねいな美しい配色のポスターであり，参会者が思わず足を止めてしまうポスターです．各タイトルが大きい字なので情報の流れがわかりやすく，発表者が不在でも良くわかるポスターです．背景全体はトリの絵になっていて，見る側も楽しく魅力あるポスターになっています．【発表者および共同研究者の許可を得て掲載】

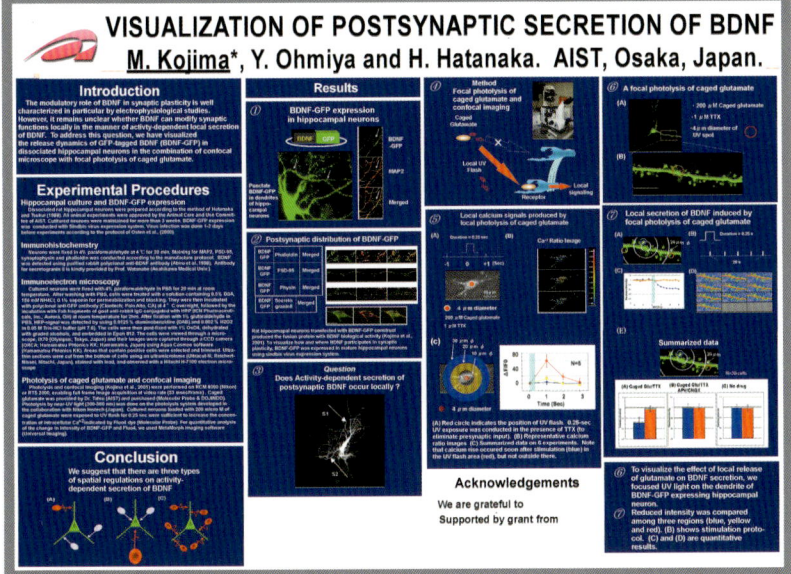

■写真3 （101頁例3参照）
全体のバランスが良く，配色の美しいレイアウトです．タイトルが大きくわかりやすく，結果も情報量を絞り，本当に伝えたい主張が見る側に伝わってきます．また，結果の番号が大きく，発表者が不在でも情報の流れが非常にわかりやすくなっています．特に結論（Conclusion）が簡潔，明快で見事です．【発表者および共同研究者の許可を得て掲載】

Color Graphics (巻頭カラー写真)

ポスター良い例

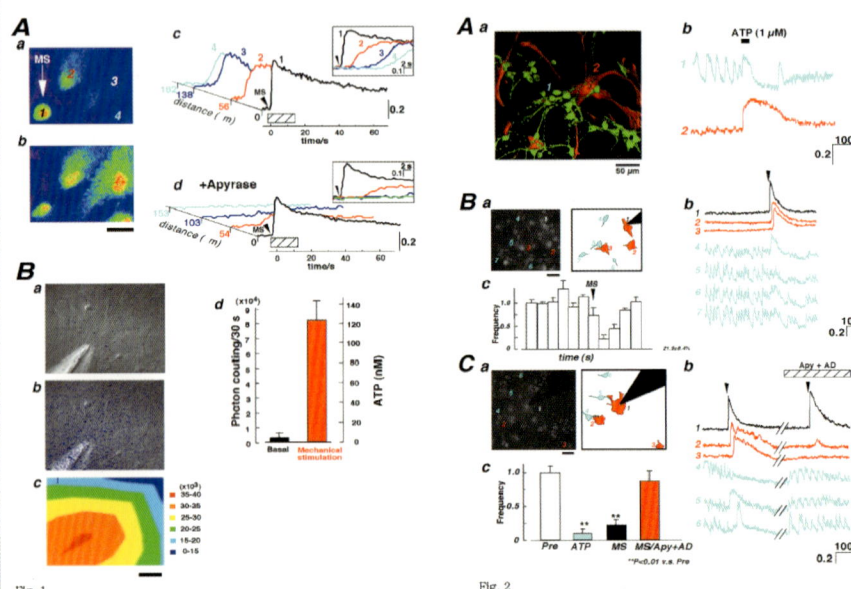

■写真4（103頁例4参照）
イメージングを疑似カラーで表示しているため，色が多く使われていますが，非常にすっきりとした印象でよくまとまっています．掲載内容を大切な情報だけに絞り，背景を白に統一し，文字を黒としたことでシンプルでわかりやすいポスターになっています．結論を大きな字で簡潔にまとめています．【発表者および共同研究者の許可を得て掲載】

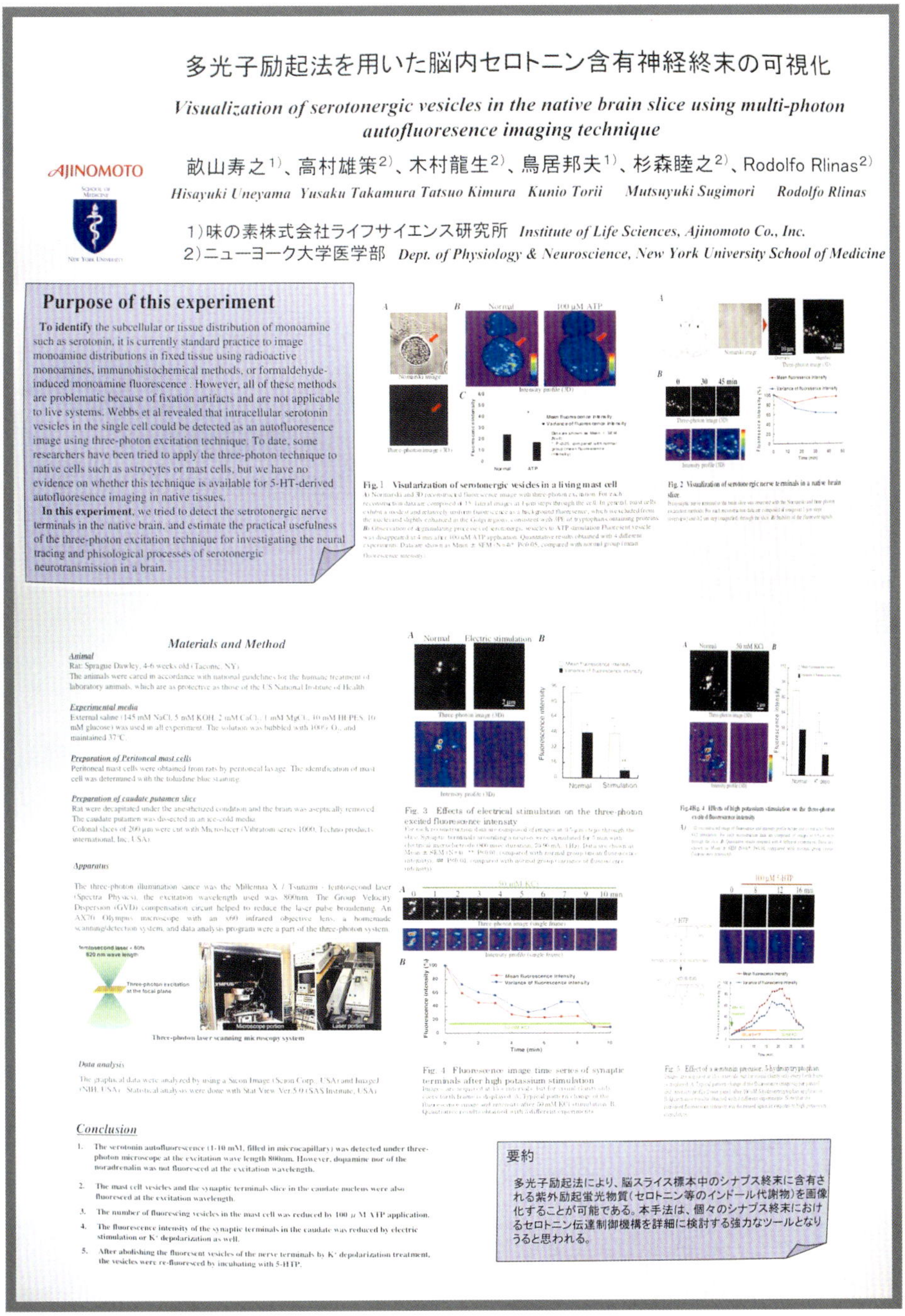

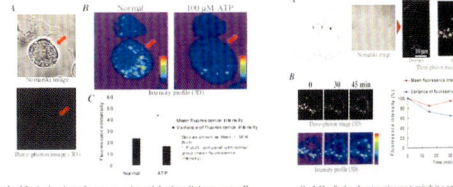

■**写真5**（105頁例5参照）

配色，レイアウトともに統一され，洗練されたポスターです．タイトルと要約の字が大きく，印象に残ります．実験方法および結果のイメージングのデータも必要なものだけを絞込んでバランス良く掲示し，発表者不在でも要点がわかりやすく，記憶に残る発表です．【発表者および共同研究者の許可を得て掲載】

Color Graphics （巻頭カラー写真）

ポスター良い例

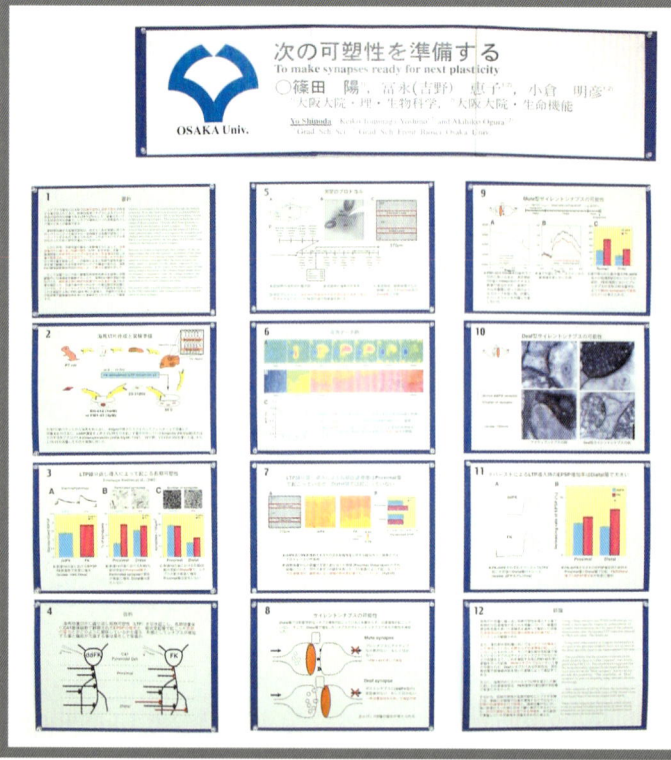

■**写真6**（107頁例6参照）

統一のとれたレイアウトと明るい配色でわかりやすいポスターですが，何といってもタイトルがすばらしいと思います．筆者は大きな文字で書かれた印象的なタイトルにまず引き寄せられました．テーマであるタイトルが頭に入り込んでいるので結論まで集中して興味深く説明を聞くことができました．説明はイラストを多く用いてわかりやすく解説しています．【発表者および共同研究者の許可を得て掲載】

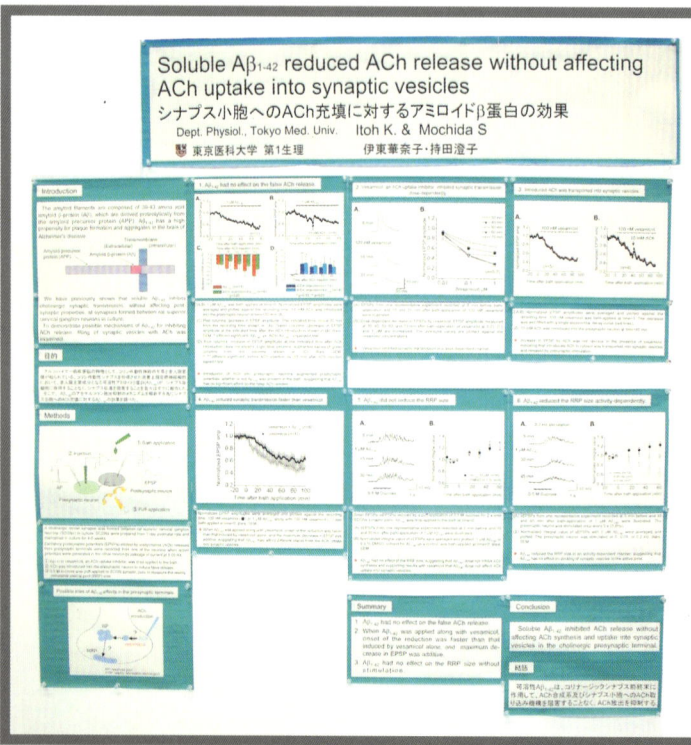

■**写真7**（109頁例7参照）

オーソドックスなポスターですが，落ち着いた配色でていねいにわかりやすく作られており，集中して見ることができました．特に，短い要点を結果の各タイトルとして掲示している点が良く，結果を追うことでまとめながら結論へと導かれて，参会者にとっては理解しやすいポスターです．【発表者および共同研究者の許可を得て掲載】

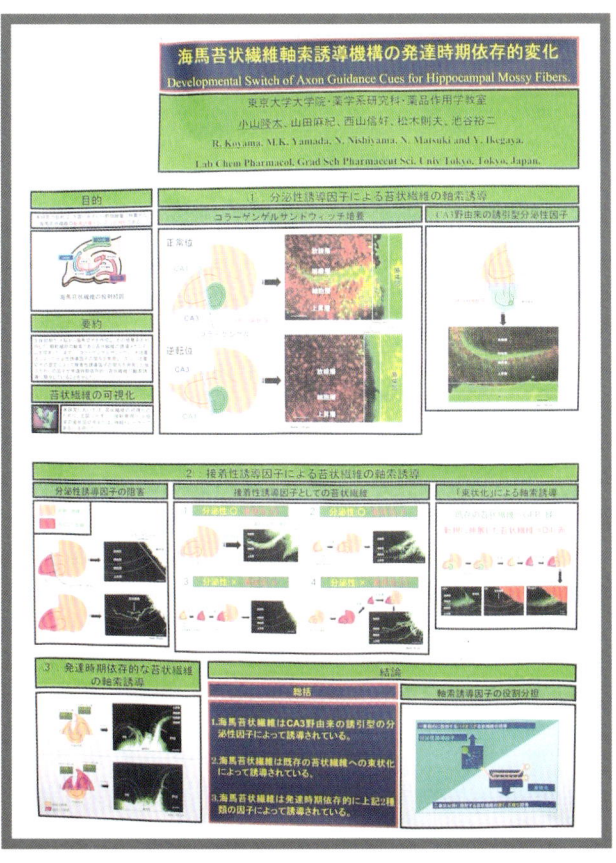

■**写真8**（111頁例8参照）
思わず目に飛び込んでくる印象の強いポスターです．目立つ色調の配色も良いのですが，文章がほとんど記載されておらず，結果の説明にイラストを用いており，視覚に訴える効果的なポスターになっています．大学院生らしい思い切った独創的なまとめ方に惹きつけられます．【発表者および共同研究者の許可を得て掲載】

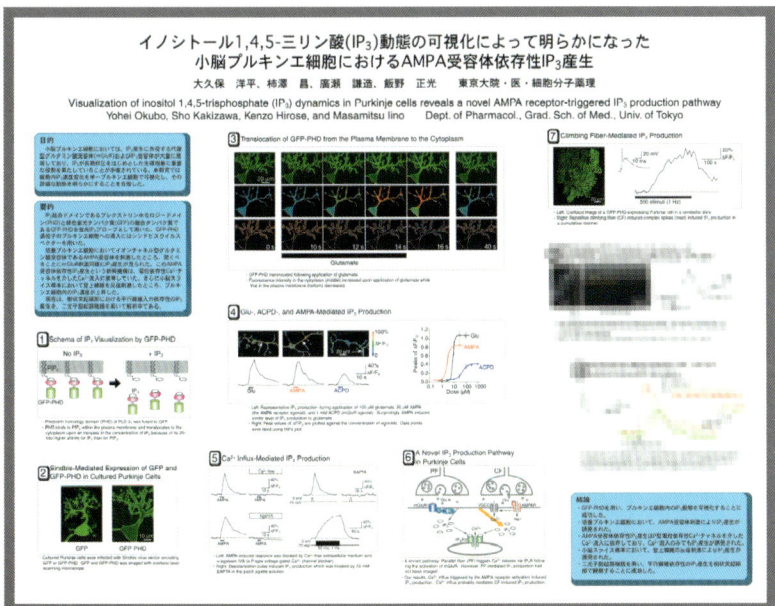

■**写真9**（113頁例9参照）
実験結果がたくさんあるのでしょうが，結論に必要なデータだけを掲示して簡潔，明快なポスターになっています．番号が大きく振ってあり，結果の流れがわかりやすく，説明も効果的なイラストを用いており，発表者がいなくても要点が理解できる優れたポスターです．特にタイトル，各項目のタイトル，目的，要約，結論の字が大きく，堂々としたポスターで強く印象に残ります．【発表者および共同研究者の許可を得て掲載】

Color Graphics（巻頭カラー写真）

ポスター良い例

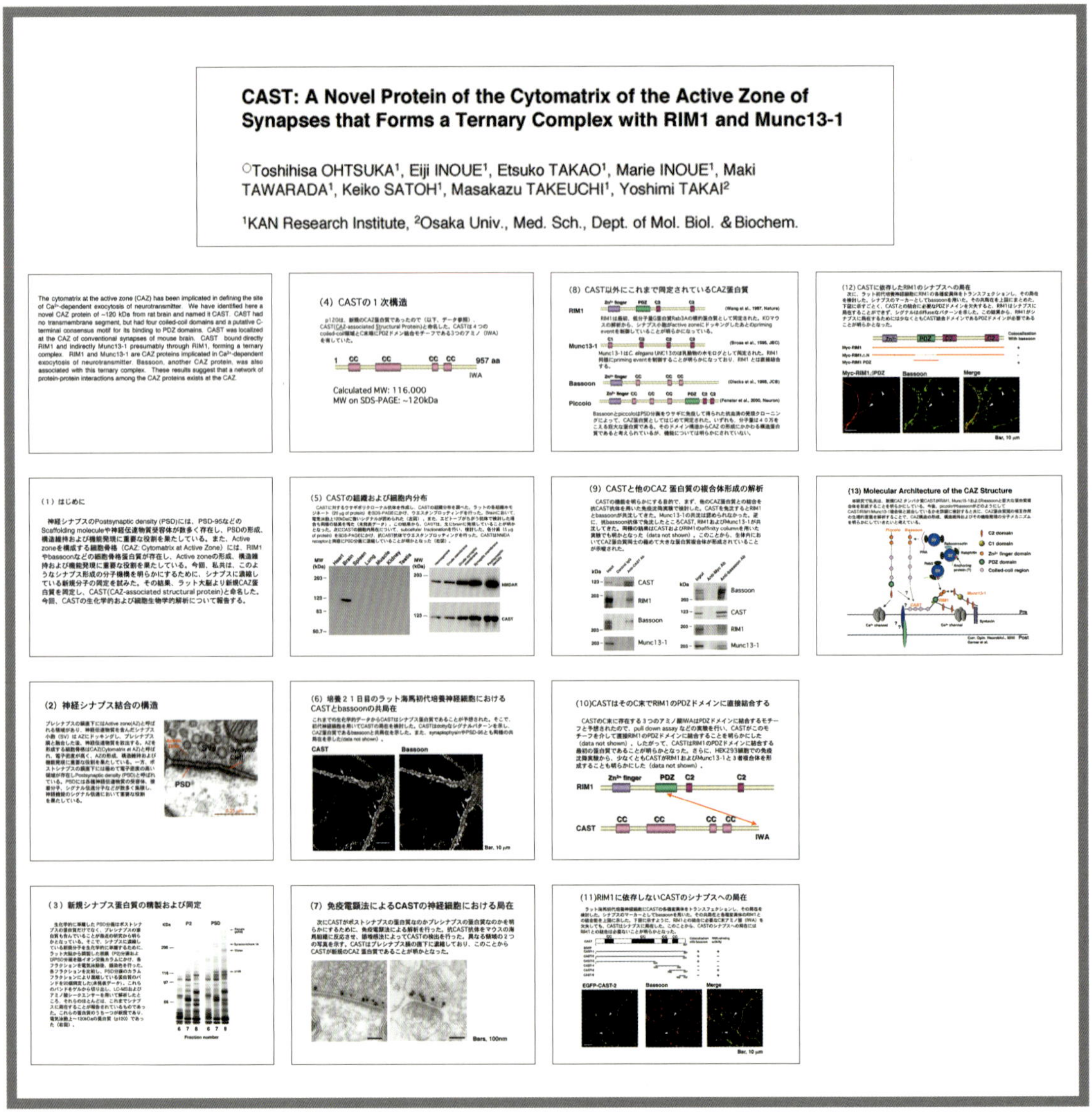

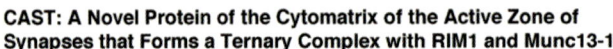

■写真10（115頁例10参照）
背景が白でレイアウトはシンプルですが，インパクトのあるポスターです．全体として品格があり落ち着いたデザインなので，参会者は研究内容に集中してポスターを見ることができます．掲載する図を必要最低限にし，主張するポイントには必ず洗練されたイラストを入れ，簡潔で明瞭な説明になっています．【発表者および共同研究者の許可を得て掲載】

第1章

ポスター計画・準備

わかりやすく，説得力のあるポスターを製作するには，まず「何をテーマとし，どのようなポスター発表を行うか」をよく検討することから始めます．1度経験してみるとよくわかることですが，ポスター製作は準備がかなり大変であり，時間がかかります．無計画に製作を始めると，横道にそれて時間がかかり，無駄なエネルギーを使うばかりか，何を主張したいのかよくわからないポスターになってしまいます．

したがって，ポスター発表当日に間に合うように要領よくポスターを製作し，かつ優れたポスターを製作するためには，始めにじっくりと案を考え，計画を立てることがとても大切なのです．そして，作戦通り計画的に製作していきましょう．ポスター発表の成功は，計画と準備で決まるのです．

第1章 ポスター 計画・準備

1. 学会へ要旨（Abstract）を投稿しよう

ポスター発表はまず学会へ演題を申し込み，要旨（Abstract）を投稿することから始まります．学会により，要旨の文字数および投稿方法（郵送またはインターネット）は異なりますが，投稿した要旨は学会要旨集にまとめられ，広く配布されます．学会参加者は，要旨集を見てポスター発表を見に来ますから，要旨は大変重要になります．決して手を抜かず，時間をかけて納得のいくものを製作しましょう．

なお，本稿では主に国内学会の要旨の投稿方法を例にあげて説明しますが，国際学会への要旨の投稿方法も基本的に同様となります．

① ポスター発表を行う学会を決める

ポスター発表の構想がまとまったら，まずポスター発表を行う学会を決めましょう．**学会に関するプログラム集や要旨集を取り寄せ**，また共同研究者や研究指導者の意見も取り入れて，自分の発表にふさわしい学会を選びます．

発表希望の学会が決まったら，早速，演題申し込みおよび要旨投稿作業に入ります．

② 学会の演題募集案内をよく読み，確認する

各学会の年次集会は，通常少なくとも1年前には日程と場所が決まっており，**集会の半年前までには演題募集案内が学会誌やホームページ上に掲載されます**．募集案内には演題申込および要旨投稿に関する大切な事項がまとめて記載されていますから（図1），見落とさないように注意して，よく読んでおきます．特に以下の点に注意して読みましょう．

- ・発表形式（ポスター発表および口頭発表）
- ・演題申込，要旨受付の締切日
- ・受付方法（郵送受付またはインターネット受付）
- ・要旨作成要領（和文または英文，文字数）

■図1　学会の演題募集案内例
特に重要な部分は太字にしています

一般演題募集について
第○○回日本○○○○学会大会の一般演題を下記の要領で募集します。下記の4点にご注意のうえお申し込み下さい。
1) **一般演題の演題申込と抄録受付は、原則としてインターネット（WWW）にて行います。**
2) やむを得ずWWWでの申込が行えない場合には、所定用紙による申込を受付けますので、必ず○月○日までに大会事務局へ要項を請求して下さい。
3) **一般演題はすべてポスター発表となりますが、今回は、希望者全員に、1演題につきOHPシート1枚を用いた1分間のポスタープレビュー（口頭発表）を行っていただきます。**
4) シンポジウムによっては、若手研究者から一般演題として応募されたものの中から、シンポジウムのショートスピーチへの採択を行います（ショートスピーチとして採択された演題は、ポスター発表とショートスピーチの両方を行います）。

1. 演題申込要領
   1) 演題申込・抄録受付締切
      所定用紙による場合　　2003年○月○日（○曜日）必着
      〔所定用紙を○月○日（○曜日）までに大会事務局へご請求下さい〕
      WWWによる場合　　　2003年○月○日○○時まで
   2) 発表内容
      内容は他の学会等で発表していないものに限ります。
   3) 演題の採否および決定
      演題の採否および決定はプログラム委員会にご一任下さい。
   4) 抄録の発行および公開
      抄録は「会報○○」2003年○月号（第○○回大会発表抄録集）として発行されます。
   5) 代表発表者（演者）
      ①同一人は、シンポジウムを含め、1演題に限って代表発表者となることができます。
      ②代表発表者は、本年度の○○○○学会会員に限ります。したがって、未入会者および本年度会費未納者（○月○日現在）からの発表申込は受付けません。入会希望者はその旨をファクシミリにて○○○○学会事務局へ送付し、入会手続きを済ませて下さい。
      ③代表発表者は、発表申込前に、大会の事前参加登録をしていただきます。本誌に綴込みの青色の専用郵便払込取扱票（参加申込書）で参加申込を済ませておいて下さい。
      ④演題申込時に、会員番号が必要となります。会員番号は、本誌封筒の宛名ラベルに記載されている7桁の数字です。
   6) 抄録作成要領
      抄録本文は和文または英文により、和文の場合は全角660字、英文の場合は半角1,320字以内として、目的、方法、結果、結論の順に明確に記載して下さい。
   7) 発表希望分類
      ①本誌○○頁〜○○頁の発表希望分類より第1希望、第2希望の順に2つ選んで下さい。
      ②発表希望分類は毎年整備を重ねておりますので、必ず本年度のものを使用して下さい。
   8) キーワード（Subject Index）
      ①本誌○○頁〜○○頁のキーワード一覧より発表内容を的確に表現するものを3つ以内選択して下さい。
      ②キーワードは毎年整備を重ねていますが、必要なキーワードが欠落していることが考えられます。このような場合には、ご希望のキーワードを来年以降の参考のために提案下さい（時間の都合上、今回のSubject Indexには掲載いたしません）。
      ③キーワードは毎年整備を重ねておりますので、必ず本年度のものを使用して下さい。

9）ポスタープレビュー
　　一般演題（ポスター発表）発表者の希望者全員に1演題につきOHPシート1枚を用いた1分間のポスタープレビュー（口頭発表）を行います。ポスタープレビューを希望する場合は、ポスター発表（展示発表：討論時間あり）とポスタープレビューとの両方を行っていただきます。

10）シンポジウムのショートスピーチへの採択
　　若手研究者（40歳くらいまで）から一般演題として応募されたものの中から、シンポジウムのショートスピーチへの採択を行います。ショートスピーチへの採択を希望する場合は、本誌○○頁～○○頁のシンポジウム一覧のショートスピーチ採択予定のあるシンポジウムより、希望するシンポジウムのテーマを1つ選んで下さい。なお、ショートスピーチへ採択された演題は、ポスター発表とショートスピーチの両方を行っていただきます。また、ショートスピーチへの採択結果は、ポスターの採否通知（ポスター演題番号）とは別に、大会事務局より通知いたします。

11）問合せ先
　　第○○回○○○○学会大会事務局
　　　〒000-0000　東京都○○区○○○○
　　　電話：03-0000-0000
　　　FAX：03-0000-0000

2．WWWによる演題申込・抄録受付について
　　WWWによる申込は、所定用紙による申込よりも締切が2週間遅くなります。WWWで申し込まれたものは、大会本部において一定の書式に整えてから印刷します。また締切日以前なら修正可能です。
　　WWWと所定用紙によって同一の演題を二重に申し込むことはできませんので、くれぐれもご注意下さい。WWWでの申込は大会ホームページからリンクされている「演題申込」ページの指示にしたがって操作していただければ容易に行うことができます。

1）申込に関する注意事項
　①必要な環境・条件
　　インターネットに接続可能なコンピュータ。ただし、インターネット閲覧ソフト（ブラウザ）は、日本語製のもので、できるだけ新しいものを使用して下さい。ブラウザの初期設定で「Cookieを受け入れる」、「JavaとJavascriptを有効にする」設定にしてください。
　②事前に済ませておくこと
　　代表発表者の学会入会手続（入会申込書を送付し手続きをとっていれば、入会手続き中で会員番号が発行されていなくても演題申込は可能です）。代表発表者の大会事前参加登録費振込。
　③あらかじめ調べておくこと
　　代表発表者の会員番号（本誌封筒の宛名ラベルに記載されている7桁の数字）。入会手続き中で会員番号が発行されていない場合は、会員番号は○を○桁入力して下さい。
　④演題申込締切
　　2003年○月○日（○曜日）○○時まで
　　今回はシンポジウムのショートスピーチへの採択を行う都合上、締切日以降の登録を一切受付けることができませんのでご注意下さい。

2）入力に関する注意事項
　①演題の申込と内容の閲覧および修正には、ログイン名（演題申込者用ID）とパスワードが必要です。申込にあたっては、まず演題申込者の登録（ログイン名の取得とパスワードの設定）を行って下さい。
　②1台のコンピュータより、続けて複数の演題の申込や修正を行う場合は、1演題の申込や修正を行う度に、ブラウザを終了させ、次の演題の申込や修正を行う際には、再度ブラウザを立ち上げて行って下さい。これは、ブラウザのキャッシュ機能（1度閲覧したホームページを各コンピュータのハードディスクの中に保存することにより次回の表示を早くする）が働き、意図通りに修正ができない場合があるためです。

なお，学会によっては発表者がその学会の学会員に限る場合もあります．未入会の場合，あらかじめ入会手続きをしておく必要があります．また，演題申込前に参加費払込による事前参加登録が必要な学会もあります．要旨投稿時に慌てないためにも演題募集案内はよく読みましょう．

以下，学会が掲示した要旨作成要領に従って，要旨を製作していきます．

3 タイトル（演題）を決める

タイトルは，要旨の要旨であり，発表の看板となります．適切なキーワードを用いたわかりやすい一行にします．直感的によいタイトルを思いつくこともありますが，たいていは，**要旨の提出直前まで何度も書き直すこと**でよいタイトルを作ることができます．

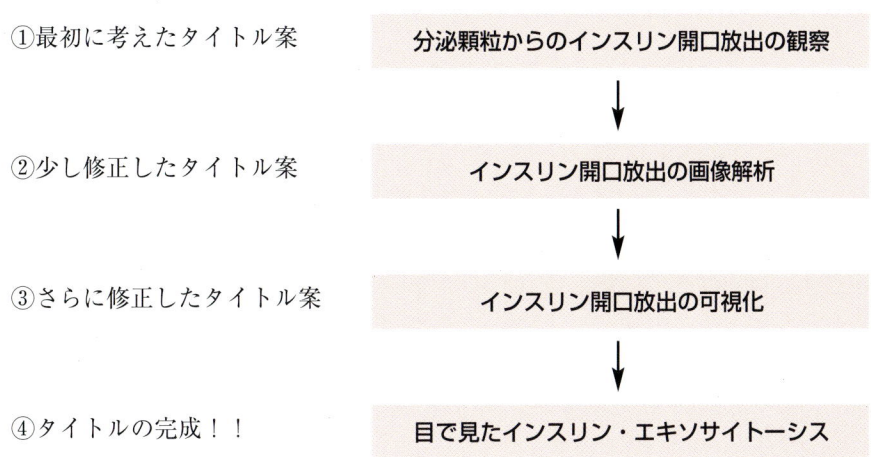

最近，国内の学会の場合，和文と合わせて英文のタイトルも要旨投稿時に提出することが多いようです．英文タイトルもよく考え，和文と同様の要領で製作してください．

4 著者を決める

代表発表者（演者），および共著者を決めます．基本的に演題で発表する実験に関与したすべての人が共著者となるわけですが，**共同研究者や研究指導者と相談のうえ，どこまでの範囲の人を共著者にするかを決定**します．特に，試料分与（プラスミドや抗体など）をしてくれた研究者に関して，共著者にするのか，または謝辞でその研究者に対してお礼を述べるのかなど，共同研究者や研究指導者と事前によく話し合っておきます．

実際の要旨投稿時には，すべての著者名，所属名（所属名の略称）を提出します．間違いなく提出できるようにそれぞれの著者名，所属名の正確な和名・英語名を把握しておきましょう．**共著者が全員，自分と同じ所属の場合はよいのですが，ほかの研究室に所属している場合は投稿時に慌ててしまうことがよくありますから**，注意しましょう．

⑤ 要旨（抄録）を書く

何日も費やしてきた研究成果をたった数行にまとめ，しかも結論，主張を簡潔に表すのは，大変な作業です．しかし，**下書きを書き，その後推敲する方法**をとれば，必ずよいものが書けます．

要旨は，

① 研究目的
② 方法
③ 研究結果
④ 結語（結論，主張）

により構成されます．まずは，はじめて会う人に説明するように，字数を気にせず下書きを書きましょう．その後は，無駄な文章を取り除き，何度も推敲し，指定された字数内に納めていきます．推敲作業により格段によい要旨となります．

⑥ 要旨を学会へ投稿する

要旨の投稿は従来，郵送による受付が一般的でしたが，最近ではほとんどの学会で，インターネットでの受付となっています．その際の一般的な手順は以下のように進めます．

❶ 要旨作成要項を参考に全員の著者名，所属機関，タイトル，要旨，キーワード，連絡先，e-mailアドレスなどをあらかじめMicrosoft Wordなどのワープロソフトを用いてパソコン入力しておきます

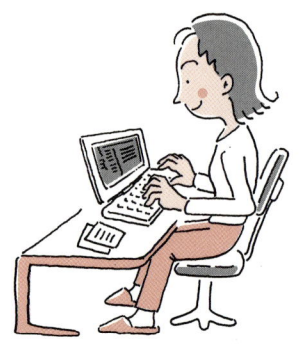

❷ 原稿を研究指導者や共同研究者に見てもらい，意見を聞きます

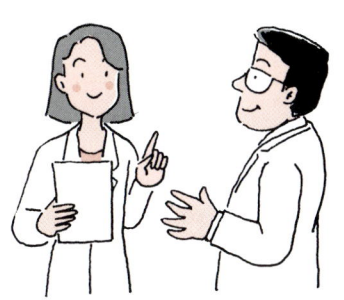

❸ 最終稿ができあがりしだい，学会のホームページを開き（図2），画面に指示にしたがって，必要事項をコピー&ペーストで入力していきます（この時，Ca^{2+}や$α$などの特殊文字，特殊記号の入力，改行の方法については学会の指示通りに注意して入力して下さい）

■図2　学会の演題登録画面の例

```
発表形式（必須）：
（口演もしくはポスターのどちらかを選択して下さい。プレナリーおよびワークショップは口演を希望された方からのみ選ばれます。また、口演を希望されてもポスター発表となることがあります。ポスター希望の場合は口演になることはありません。）


筆頭著者の氏名（日本語表記）（必須）：
姓（例）羊土　　名（例）太郎
[            ]   [            ]

筆頭著者の氏名（ふりがな）（必須）：
姓（例）ようど　名（例）たろう
[            ]   [            ]

筆頭著者の氏名（英語表記、太文字）（必須）：
姓（例）YODO　　名（例）TARO
[            ]   [            ]

筆頭著者の会員番号（該当する学会にチェックのうえ会員番号を入力して下さい。複数可）（会員の場合は必須項目）：
□日本○○学会　　会員番号
□日本○○学会　　会員番号

非会員の場合入会を希望する学会にチェックを入れて下さい。（非会員の場合は必須項目）：
□日本○○学会　　会員番号
□日本○○学会　　会員番号
```

1.筆頭著者の所属機関（必須）：
（例）東京大学　医学部　医療情報学科　のように途中に全角1ますを入れてください
1
[   ]
1.筆頭著者の所属機関名、都市名および国名（英語表記）（必須）：
The Third Department of Internal Medicine, University of Tokyo, Tokyo, Japan
1
[   ]
所属機関番号（必須）：
□1 □2 □3 □4 □5

筆頭著者の所属機関住所の郵便番号（現在のもの）（必須）：
（例）123-4567
[   ] [郵便番号の検索] クリックしてもウィンドウが現れない場合はこちらをクリック
筆頭著者の所属機関住所（必須）：
[都道府県を選択して下さい]
[   ]

筆頭著者の所属機関住所の電話番号（必須）：
（例）00-1234-5678
[   ]
上記の内線番号：
[   ]
筆頭著者のFAX番号（必須）：
（例）00-1234-5678
[   ]

全ての連絡（受領通知、採択通知等）は、筆頭著者の所属機関、住所にお送りします。したがって、筆頭著者に関しては、必ず日本の所属機関名、住所をお書きください。

電子メールアドレス（必須）：
[   ]

共著者（筆頭著者を除く）の所属機関が複数にまたがるときは以下に記入し、共著者記入欄にあるチェックボックスをチェックして下さい。所属機関名2から5の記入方法は所属機関1と同じです。共著者の氏名（日本語表記、英語表記、ふりがな）の記入の仕方も、筆頭著者の記入欄と同じです。

2.所属機関名（日本語表記）：
[   ]
2.所属機関名、都市名および国名（英語表記）：
[   ]

3.所属機関名（日本語表記）：
[   ]
3.所属機関名、都市名および国名（英語表記）：
[   ]

4.所属機関名（日本語表記）：
[   ]
4.所属機関名、都市名および国名（英語表記）：
[   ]

5.所属機関名（日本語表記）：
[   ]
5.所属機関名、都市名および国名（英語表記）：
[   ]

共著者2

	姓	名
日本語		
ふりがな		
英語		

所属機関番号 □1 □2 □3 □4 □5

共著者3

	姓	名
日本語		
ふりがな		
英語		

所属機関番号 □1 □2 □3 □4 □5

共著者4

	姓	名
日本語		
ふりがな		
英語		

所属機関番号 □1 □2 □3 □4 □5

共著者5

	姓	名
日本語		
ふりがな		
英語		

所属機関番号 □1 □2 □3 □4 □5

[共著者・所属機関の入力欄を増やす]

演題カテゴリー（必須）：「こちらをご参照の上ご選択下さい」

[選択して下さい ▼]

抄録タイトル（必須）：
（例）心筋梗塞の予後規定因子の解析
制限文字数は50文字になります。この字数を超えると登録できません。

英語抄録タイトル（必須）：
Molecular mechanism of cardiac hypertrophy induced by hypertension
制限文字数は半角100文字になります。この字数を超えると登録できません。

本文（必須）：

抄録本文は、まず最初にご自身のワードプロセッサーで作成し、コピー機能を使って下段の抄録本文用枠内にペーストすることをお奨めします。

また、以下の記号を用いるときは、この欄でコピーして抄録本文内の必要個所にペーストすることで、より正確な抄録を作成することができます。また、〈SUP〉〈/SUP〉〈SUB〉〈/SUB〉〈I〉〈/I〉〈B〉〈/B〉〈U〉〈/U〉〈BR〉は必ず半角文字を使用して下さい。

```
ここは抄録を書く欄ではありません
【目的】【方法】【成績】【結論】【 】　＜（全角）　　　＞（全角）
〈SUP〉〈/SUP〉　〈SUB〉〈/SUB〉　〈I〉〈/I〉　〈B〉
％‰Å＋－±×÷＝≠≒≡≦≧∞∝⊆⊇⊂⊃∪∩∧∨
```

上付き文字が必要なときは、文字の前後を〈SUP〉と〈/SUP〉で囲って下さい。
　（例）Na〈SUP〉＋〈/SUP〉　は　Na⁺　となります。

下付き文字が必要なときは、文字の前後を〈SUB〉と〈/SUB〉で囲って下さい。
　（例）H〈SUB〉2〈/SUB〉O　は　H₂O　となります。

イタリック文字が必要なときは、文字の前後を〈I〉と〈/I〉で囲って下さい。
　（例）〈I〉c-fos〈/I〉　は　*c-fos*　となります。

太文字が必要なときは、文字の前後を〈B〉と〈/B〉で囲って下さい。
　（例）〈B〉太文字〈/B〉　は　**太文字**　となります。

アンダーラインが必要なときは、文字の前後を〈U〉と〈/U〉で囲って下さい。
　（例）〈U〉アンダーライン〈/U〉　は　アンダーライン　となります。

抄録本文内で改行を入れたいところには、改行したい文の頭に〈BR〉を記入して下さい。

上記の記号との混乱を防ぐため、抄録本文内で＜および＞の記号を使うときは（たとえばp＜0.05、CO＞2.2が挙げられます）、必ず全角の＜および＞を使って下さい。
　（例）×p<0.05　　○p＜0.05

下の枠が抄録本文（タイトル、所属機関名、著者名は除く）を記入する欄です。下の枠内に直接図表を書き込むと、抄録集では改行などの関係でずれてしまい図表の体裁をなさなくなります。なお、今回は図表はご登録いただけません。また、先頭行も1ますあけずに左詰めで記入して下さい。ブラウザによって、下の抄録本文の枠が、極端に横長になってしまいます。本文の作成に不便な場合は本文の途中で適宜改行指定を入れても結構です。改行指定は、登録の際自動的に削除されますので、そのまま残しておいてください。

制限文字数は600文字になります。この字数を超えると登録できません。

登録した自分の抄録を参照・更新するためのパスワード（半角英数文字6～8文字）（必須）：

[次に進む] 登録作業を続けます。また、このボタンで、抄録タイトルおよび抄録本文の現在の文字数を確認することができます。

お問い合わせの前によくある質問とその回答集をご覧下さい。

❹ 通常の場合，入力後，要旨投稿完了と確認の画面が出てくるので，これをよく読み確認し，念のため印刷出力しておきます．ほとんどの場合その後まもなく，学会側より演題仮受領書がe-mailで送られてきます（図3）．この時点で，投稿の無事が確認できます（なお，最近では受付期間内であれば，登録したパスワードを用いて再度ログインし，投稿内容を何回でも修正することが可能となっています）

■図3 学会の仮受領書の例

今泉 美佳 様

【仮 受 領 書】

受付日時：2003/○○/○○ 18:00:00（JST）
ブラウザ：Mozilla/4.7 [ja]（Macintosh; U; PPC）
ログイン名：○○○○○○○○
受付番号：1234
代表発表者の会員番号：1234567
投稿区分：一般演題
発表希望分類（第一希望）：C4e［細胞の構造と機能］-［細胞内トラフィック］-［エキソサイトーシス］
発表希望分類（第二希望）：C4b［細胞の構造と機能］-［細胞内トラフィック］-［小胞輸送］
ポスタープレビュー：希望する
ショートスピーチ：「11生化学における1分子・1細胞テクノロジー」への採択を希望する
抄録記入言語：日本語
キーワード1：EXOCYTOSIS
キーワード2：INSULIN
キーワード3：SNARE
演題名（英）：Imaging exocytosis of single insulin secretory granules with evanescent wave microscopy
著者名（英）：Mica Ohara-Imaizumi　Yoko Nakamichi　Chiyono Nishiwaki　Shinya Nagamatsu
所属（英）：Dept. of Biochem., Kyorin Univ. Sch. of Med.
演題名（和）：単一インスリン分泌顆粒開口放出の動態解析
著者名（和）：今泉 美佳 中道 洋子 西脇 知世乃 永松 信哉
所属（和）：杏林大・医・第2生化学
抄録：インスリンは分泌顆粒に貯蔵され，開口放出により細胞外へ分泌される．我々は，ヒトインスリンのC末端にGFPを融合したキメラ蛋白質を初代培養膵β細胞に発現させることでインスリン顆粒を標識し，エバネッセント顕微鏡下で顆粒の供給，docking，fuisonをリアルタイムでかつ単一顆粒レベルで画像解析することに成功し，以下の点を明らかにした．1）インスリン分泌顆粒は予め，形質膜にdockingしており，高カリウム刺激により予めdockingしている顆粒と形質膜のfuison（300ms以内）が観察された．2）高グルコース刺激を行うと，初めの120 s間は予めdockingしている顆粒からのfuisonが見られ（第1相），その後は主に刺激後新たに供給され，形質膜上にdockingした顆粒からのfuisonが10min以上にわたって観察され（第2相），インスリン分泌の2相性を単一顆粒レベルで明らかにすることができた．3）t-SNAREsであるsyntaxin, SNAP25をTAT conjugated Cy3標識抗体を細胞内に導入することによりラベルしたところ，syntaxin, SNAP25はともに約400nmのクラスターを形成して形質膜上に局在しており，このクラスター上に選択的にdockingしているインスリン顆粒よりfuisonが起こることがわかった．この様に，分子生物学的手法と画

像解析技術を組み合わせることにより、単一インスリン顆粒開口放出の素過程を明らかにすることができた。

上記発表申込を受け取りました。採否その他の通知は、後日E-mailによりご連絡いたします。本メールはプリントアウトのうえ保管してください。

本演題の発表に関するお問い合わせには、上記受付番号を必ずお書き添えください。

❺ 通常，要旨投稿締切日後に学会より正式な演題受領書が送られてきます（図4）．演題受領書に記載されている受付番号は，以後の演題・要旨に関する学会への問合せに必要となります．あとは，後日e-mailで送られてくる発表採択通知書（図5）（学会のだいたい3～4カ月前）を待ちます．なお，共著者全員にe-mailなどで投稿した要旨を送っておきましょう

■図4　学会の演題受領書の例

今泉 美佳　様

　　　【演題受領書】
受付番号：1234
ログイン名：○○○○○○○○
演題名：単一インスリン分泌顆粒開口放出の動態解析

上記演題の申込みを受付いたしました。演題の採否、日時は、7月初旬にE-mailにてご通知申し上げます。演題に関するお問い合わせは大会事務局が承ります。その際、受付番号をお知らせください。
なお、お近くの方で申込みをされたにもかかわらず、この受領書が届かない方や、この受領書が同じ演題で2通届いた方が、おられましたら、大会事務局までお知らせください。

■図5　学会の採択通知書の例

今泉 美佳　様

　　　【採択通知書】
ログイン名：○○○○○○○○
受付番号：1234
演題名：単一インスリン分泌顆粒開口放出の動態解析

　上記の演題はシンポジウム：1S23
生化学における1分子・1細胞テクノロジー
○○　○○（東工大・生命理工）
○○　○○（名大・理）
のショートスピーチ演題に採用と決定いたしました。
なお、ショートスピーチ採択演題はシンポジウムでのショートスピーチとポスター発表との両方を行っていただきます。

シンポジウム演題番号：1S23-4
ポスター演題番号：1P-234

シンポジウム日時：00月00日(水) 16:00 - 18:00
発表時間：10分（討論を含む）
発表予定時刻：17時30分
会場：○○○○会館

ポスタープレビュー：希望

　ポスタープレビューを希望された方は、OHPシート一枚を用いて１分間の口演を行っていただきます。当日発表時間帯までに、会場前受付へおいで下さい。ポスタープレビューの詳細に関してはプログラムでご確認下さい。
・ショートスピーチの詳細については、プログラムでご確認ください。
・ポスター発表日は、2Pが00月00日(月)、3Pが00日(火)、4Pが00日(水)となります。
・ポスターは各発表日の10：00までに貼付けてください。
・ポスター会場はプログラムにてご確認ください。
・各発表日の討論時間帯にご自分のポスターの前に待機し発表・討論を行ってください。(奇数番号と偶数番号で途中交代します。詳細はプログラムをご参照ください。)

討論時間帯
00月00日(月)・00日(火)　18：00－19：00
00月00日(水)　14：00－16：00
・今回のポスターパネルは、1区画あたり幅120cmとなり、昨年とは異なりますのでご注意ください。
・プログラムは「○○○」誌Vol.00 No.0臨時増刊号として○月○日頃に発行します。
・演題に関するお問い合わせには、大会事務局が承ります。その際、演題番号をお知らせください。

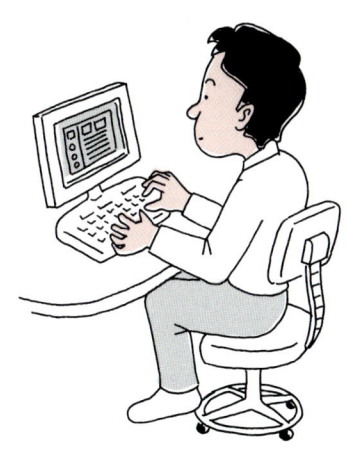

第1章 ポスター計画・準備

2. ポスター製作のスケジュールを立てよう

> ポスター発表の良し悪しは準備で決まります．要旨の投稿が終わり，ほっと一息といったところですが，計画的に準備を進めるため，さっそくポスター製作のスケジュールを立てることをおすすめします．本稿では製作スケジュールの1例を解説します．もちろん時間設定は，実験データの整理状況，発表内容によって違ってきますが，実際に行ってみると，ポスター製作にはあれこれ時間がかかります．どうか余裕をもって計画を立ててください．

発表8週間前

　発表8週間前からの2週間は，準備段階です．これからどのようなポスターを製作していくのか，いろいろ考えているところだと思いますが，まずは基になる材料を用意し準備しましょう．具体的には次のような作業を行います．

> ① 実験データの整理〔第1章-3（32頁）参照〕
> ② レイアウトの決定〔第1章-4（34頁）参照〕
> ③ ポスター製作のためのアプリケーションの選択，プリンタ，消耗品の準備〔第1章-5（39頁）参照〕

発表6週間前

　発表6週間前からの3〜4週間は，実際にポスターを製作します．それまでに用意したデータを1つ1つポスターに仕上げていくには思った以上に時間がかかります．まだ余裕があると思っていても，あっという間に時間が経ってしまいますから計画通りに製作を進めましょう．詳しくは第2章（42頁）で解説します．

③ 発表2週間前〜発表当日

　発表2週間前から発表当日までは，できあがったポスターの校正および修正を行いま

す．1度できあがったポスターはそのまま発表会場へ持っていくのではなく，十分にチェックを行いましょう．また研究指導者，共同研究者による最終確認も行います．

　それから，ポスターは製作しただけではまだ完成ではありません．できあがったポスターを実際に壁などに貼り付け，発表の練習をおこなうことが大切です〔第3章-1（72頁）参照〕．机上で考えた説明を実際に声に出して練習することは大変重要なことです．いろいろな状況を想定し十分に練習をおこないましょう．

　発表の練習を済ませたら，資料，その他の準備をします〔第3章-2（75頁）参照〕．また口頭発表に選ばれた場合は，口頭発表の準備も必要となります〔第3章-3（79頁）参照〕．そして最後にポスター会場への持ち物リストを作っておきましょう〔第3章-4（83頁）参照〕．これで発表当日は忘れ物をすることなく出発できるはずです．

■ポスター製作スケジュール

8週間前

2週間

- ポスター計画・準備
  - ・実験データ整理
  - ・レイアウトの決定
  - ・製作のためのアプリケーション選択，プリンタ・消耗品の準備

6週間前

3～4週間

- ポスター製作・印刷作業
  - ・背景の決定
  - ・タイトルの製作
  - ・目的の製作
  - ・実験方法の製作
  - ・結果の製作
  - ・結論の製作
  - ・参考文献，謝辞，その他の製作
  - ・校正と訂正（研究指導者，共同研究者による最終確認）

2週間前

1～2週間

- ポスター発表準備
  - ・発表練習
  - ・資料，その他の準備
  - ・口頭発表の準備
  - ・ポスター運搬準備（持ち物リストによる）

発表当日

第1章 ポスター 計画・準備

3. 実験データを整理しよう

> ポスター製作・印刷前にしなければならない大切な準備に，実験データの整理・選択作業があります．この作業を怠ると，無駄な図表を製作・印刷し，煩雑な混乱したポスターになってしまう危険があります．参会者に理解してもらうために，厳選したデータだけを掲示した，簡潔でわかりやすいポスターをめざしましょう．

 データを整理し，発表に必要なデータを選択する

　まず実験データを整理し，ポスターに必要なデータを選択していきます．実際のポスター会場では，たくさんの結果を掲示した盛りだくさんのポスターをよく見かけます．がんばってやった実験結果を皆の前でできる限り掲示したい気持ちはわかりますが，限られたポスタースペース内に**データを詰め込み過ぎると主張がぼやけてしまいます**．また，図や説明文も小さくなり複雑な印象を与えてしまうため，参会者は見る気が失せてしまいます．

　ポスター発表では，参会者にデータの全てを理解してもらうのではなく，結論・主張を理解してもらうことが重要なのです．したがって，**結論・主張をわかってもらうために必要なデータだけを厳選し**，簡潔でわかりやすいポスターをめざしましょう．

 効果的な図や表を検討する

　選択したデータを1番わかりやすい，視覚に訴える効果的な図や表になるように検討します．

　棒グラフが良いか，折れ線グラフが良いか，三次元効果のグラフが良いかなど，そのデータに最も適した図表の形式を決めていきます．そしてExcelやグラフ製作ソフトなどを用いて図表を製作し，パソコン上に保存しておきます．またこの時点で，統計処理が的確になされているかを確認しましょう（標準誤差，有意差検定なども忘れずに）．なお，個々の図表の大きさ，色の選択に関しては，この後のレイアウト決定後または，製作時に全体のバランスを考えながら改善していきます．

3．実験データを整理しよう

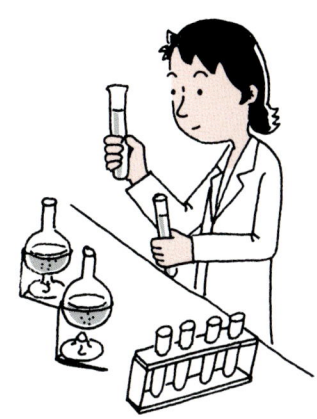

memo

発表準備は1度実験をストップしておこなう

　要旨提出後はスケジュール通り，発表準備に入りましょう．「もっと良いデータが出るかも知れない」とか「追加データも出しておこう」と実験を続けたい気持ちはわかりますが，1度実験はストップして，データの整理・選択をしましょう．この必要なデータを整理・選択する作業により，いままでの自分の実験結果を冷静に見つめ直し，「本当に補足すべき実験」に気づくことになるでしょう．しかし，ポスター発表は準備に相当の時間がかかりますので，補足実験は今回の発表にどうしても必要と判断された場合以外は，なるべく発表後に行い，論文の製作までに間に合わせましょう．

実験データは日々常にまとめる習慣をつける

　プレゼンテーションの上手な研究者は，改めて実験データの整理・選択を行うのではなく，日々実験データをうまくまとめていく習慣をもっています．その実験データがどのような図表にまとめれば，強いインパクトで相手に伝わるかどうかを常に考えているのです．この毎日のまとめがあるからこそ，研究のテーマからそれずに，発表準備や論文製作も難なくこなせるのです．この日々まとめて常に考察する習慣をもつことができるか，できないかでその後の研究者としての人生が左右されるのかも知れません．

第1章 ポスター計画・準備

4. ポスターのレイアウトを決めよう

実験データの整理・選択が終わったら，さっそくポスターのレイアウトを決めましょう．通常，ポスターは，タイトル，目的（序論），実験方法，結果，結論，参考文献・謝辞から構成されます．それぞれの内容も大切ですが，それをうまく統合してインパクトの強いポスターにしなければなりません．そのためにポスターのレイアウトをじっくり考えます．このレイアウトを基にして実際のポスターを製作しますから，手を抜かずにしっかりと取り組みましょう．

① 講演規定を確認する

まず発表採択通知を受け取ると，ほどなくして学会要旨集が届きます．自分の発表日を確認するとともに，「講演規定」を確認しましょう（図1）．そこに，ポスターの大きさ（横○cm×縦○cm）およびタイトルの用意に関する掲示事項が記載されているはずです．

```
ポスター発表者へ
1．掲示物貼付　各発表日の10:00まで
        撤去　○○月○○日（月）・○○日（火）○○:○○〜○○:○○
            ○○月○○日（水）○○:○○〜○○:○○
2．各討論時間帯にご自分のポスターの前に待機し発表・討論を行って下さい．
3．討論時間
    ○○月○○日（月）・○○日（火）○○:○○〜○○:○○
                    （奇数番号○○:○○〜○○:○○，偶数番号○○:○○〜○○:○○）
    ○○月○○日（水）○○:○○〜○○:○○（奇数番号○○:○○〜○○:○○，偶数番号○○:○○〜○○:○○）
4．この討論時間の間にビール、ソフトドリンクなどを販売いたします．活発で自由な討論を期待します．
5．掲示要項
    1）演題番号は、大会本部で用意したポスターボードに表示してあります．
    2）発表内容とは別に、演題名・講演者名（代表発表者に○印）・所属を記入したもの
        （20cm×100cm）をご用意下さい．
    3）ポスターの内容は、横120cm×縦160cmの大きさに（昨年とは異なりますのでご注意
        下さい）収まるように用意して下さい．
    4）ポスターは掲示時間を過ぎてから必ず各自で撤去して下さい．当方での取り外し、
        返却はいたしません．
```

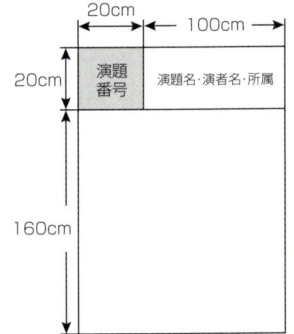

■図1　講演規定の例

タイトル分を差し引いたポスターの大きさを確認する

学会要旨集が届いたら，講演規定に記入されているポスター部分（　　）およびタイトル部分（　　）の大きさを確認しましょう（**図2**）．ここでしっかりサイズを確認しておかないと，できあがってから自分のポスタースペースに入りきらない，などということにもなりかねません〔第5章-2（121頁）参照〕．また，製作中に気付いても途中でサイズを変更することは簡単ではありません．そうならないためにも最初に正しいサイズを確認しておきましょう．

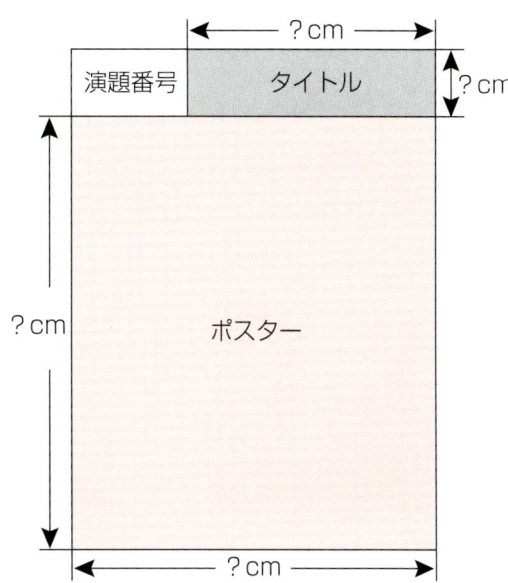

■**図2　講演規定に記入されているポスターの大きさ**

 ポスターの設計図を製作する

まず，ポスターのスペースを縮小した設計図をつくります．次に，発表に使用する紙のサイズ（A4判，B4判，A3判，台紙に貼る場合は台紙の大きさ）を決め，縮小して切り抜きます．レイアウトを決め，ポスターのスペースに何枚貼ることができるのか，およその原稿枚数を決めます．この時，次の点に注意します．

① 用紙と用紙の間にはある程度の空間を空ける
② あまり低い位置に用紙を貼らないように（ポスターが発表者の腰よりも高い位置に収まるように）する

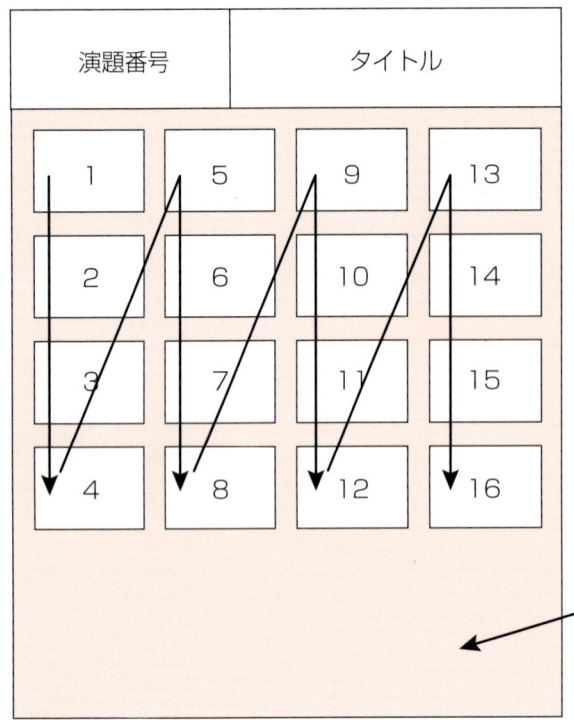

■図3　オーソドックスなポスターレイアウトの例

　図3ではオーソドックスなレイアウト例を示します．このように単純に用紙を並べた場合，縦横はどちらかに統一した方がバランスよく見えます．また，用紙の順番は，縦方向に説明を進めるように並べていくのが一般的です（横方向ですと，発表者は1枚ごとにその都度移動することになります）．

　一般にこのレイアウトの場合，A4あるいはB4判で12～16枚ぐらいとなります．この枚数に目的，実験方法，結果，結論，参考文献・謝辞を割り当てていきます．流れがわかりやすく，論理的であり，結論・主張が強調されて配置されているレイアウトになっているかどうか，特に気をつけましょう．また，この時点でもデータ量が多すぎないかを確認し，調整します．発表者不在でも，簡潔なわかりやすいレイアウトになるようじっくり考えましょう．

　またこのほかにも一般的なレイアウトのパターンがあります（**図4，5**）．

　効果的なレイアウトはインパクトのあるポスター発表につながります．発表直前まで，「このレイアウトでよいのか」，自分に問いかけながら，レイアウトを改良していき，ポスターを完成させましょう．

■図4　そのほかの一般的なレイアウトの例
これらの例だけでなく，結論・主張がよくわかる独創的なレイアウトを考えてみて下さい

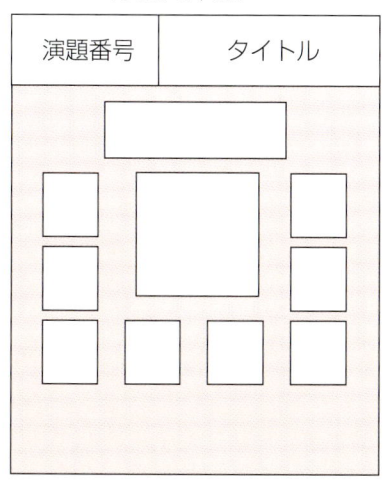

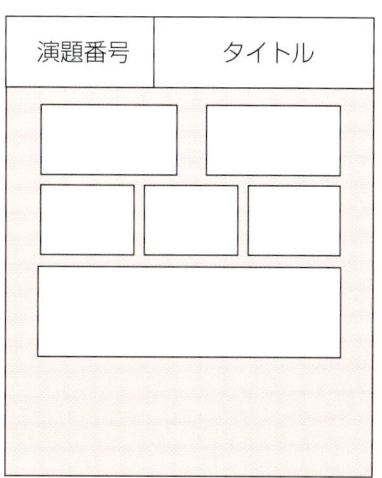

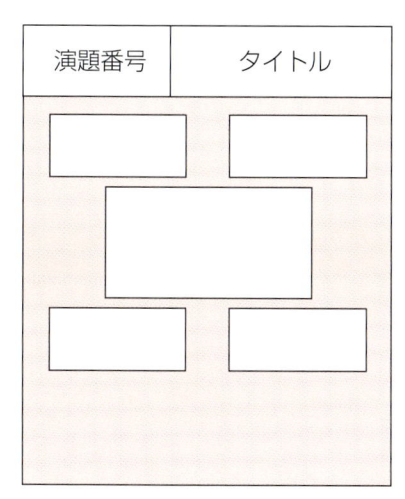

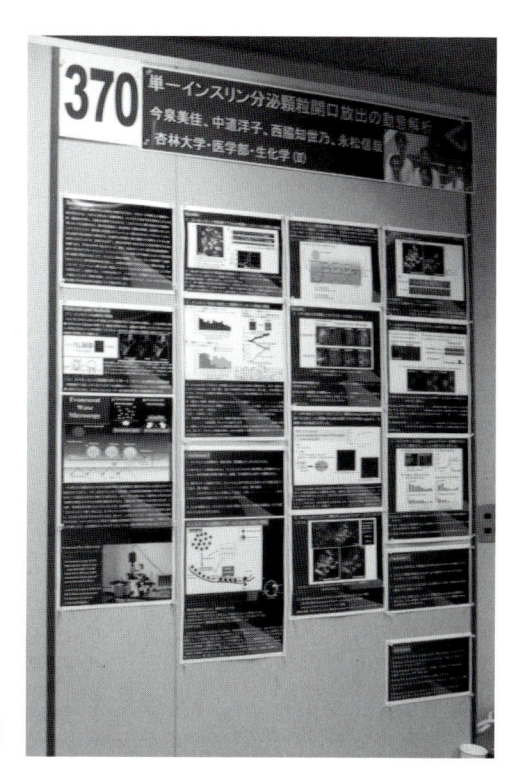

■図5　実際の発表でのポスターの例

memo　1枚の大判用紙によるポスター発表について

　最近の学会では，1枚の大判用紙によるポスター発表が増えてきました．大判用紙の場合，小さな用紙に収める必要がないので，自由なレイアウトが可能になり，よりインパクトの強いポスターをつくることができます．しかし現状では，

①印刷コストがかかる〔所属研究機関に大型カラープリンタがあるのならば，用紙とインク代で済みますが，外注する場合ある程度の印刷費（大型カラー出力サービスとして1枚当たり1万円前後：2003年4月現在，筆者調べ）がかかります〕
②訂正部分が見つかったとき，もう1度大判印刷しなければならない

などが問題点としてあげられます．A4～A3判を用いたポスターと大判紙（A0, B0）を用いたポスターの比較を**表**にまとめました．
　本書では，訂正の可能性やコスト面から，A4～A3判を用いたポスター製作を実例として取り上げますが，予算さえ合えば，大判用にレイアウトを練り直し，間違いがないかよくチェックした後に，最終的に大判印刷にチャレンジしてみてはいかがでしょうか．

■**表　A4～A3判を用いたポスターと大判（A0, B0）を用いたポスターの比較**

消耗品	A4, B4, A3判	大判（A0, B0）
持ち運びは？	カバンに入るので便利	専用筒などが必要
印刷コストは？	比較的安い	高い
訂正するときは？	簡単（間違えた用紙だけ差し替えればよい）	大変（全紙印刷やり直し，差し替えができない）
ポスターボードへの掲示は？	大変（時間がかかる）	簡単（短時間ですむ）
ポスターを見た時の印象は？	○一般的	◎インパクトが強い

第1章 ポスター 計画・準備

5. アプリケーションを選択しプリンタ，消耗品を準備しよう

どのアプリケーションを使用してポスターを製作するかは，人それぞれですが，実験データの整理や論文の図表製作に最適な，自分が好んで使っているソフトウェアが各自あるはずですから，それらのソフトウェアと相性のよいアプリケーションを選択してポスターを製作することをおすすめします．したがって，PowerPoint, Illustrator, CANVAS, Photoshop, クラリスドロー・・・なんでも構いません．また，使用するプリンタ，消耗品の準備も大切です．忘れずに行いましょう．

1 アプリケーションを選択する

本書では，ほとんどの研究者のパソコンにインストールされていると思われるMicrosoft社のPowerPointとインクジェット・カラープリンタを使用したポスター製作例を取り上げました．PowerPointはExcel, Wordはもちろん，Illustrator, Photoshopなどとも相性がよく[*1]，わざわざポスターの台紙を用意しなくても，PowerPointのデザインテンプレートを選択して，その上に図表や文章を載せていき，デザインテンプレートごとカラープリンタで印刷すれば，かなり洗練されたポスターがとても簡単にできあがります．さらに，PowerPointで原稿を作っておけば，液晶プロジェクターを用いた口頭発表やスライドの製作にそのまま使えて便利です．是非1度試してみることをおすすめします．

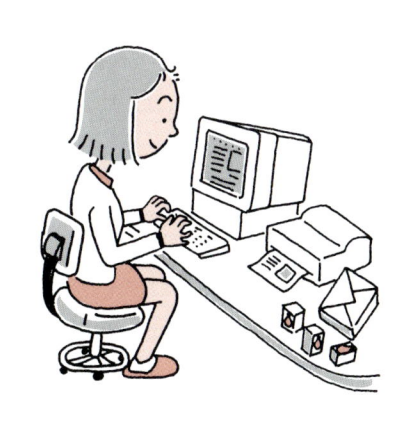

*1：Photoshop, Illustratorで作図したファイルをPowerPointで使用する場合，PowerPoint上で読み込み可能なファイル形式（Tiffファイルなど）にあらかじめ変換しておく必要があります．

❷ プリンタ，消耗品を準備する

　ポスター製作・印刷前の準備として，プリンタの確保と消耗品の準備があります．比較的時間に余裕のあるこの期間に，ポスター製作時にいつでも使えるようにプリンタを予約し，またそのプリンタの消耗品をリストアップしてあらかじめ準備しておきましょう．

　プリンタはカラーレーザープリンタよりも，カラーのインパクトがより強いインクジェット方式のプリンタを選択し，専用のフォトプリント紙，もしくは光沢のある専用写真用紙を使用して印刷することをおすすめします．このタイプのプリンタは高価ではないため，ほとんどの研究室でよく見かけます．ほかの研究者と共用のプリンタであれば，ポスター製作期間はいつでも使えるようにあらかじめ予約しておき，使用するパソコンにプリンタドライバをダウンロードしておきましょう．

　インクジェット・カラープリンタを使用してポスターを製作する際に，必要な消耗品を表にしました．あらかじめ量販店などでまとめて購入して準備しておきましょう（個数についてはあくまでも目安としてご覧下さい）．

　これらプリンタ関連消耗品，プリンタドライバに関してはプリンタ各社ホームページに詳しく載っていますので参考にして下さい．

■表　インクジェット・プリンタでの印刷に必要な消耗品リスト

消耗品	必要数
専用インクカートリッジ （黒およびカラーカートリッジ）	各2個
プリンタ用紙 （A4，B4またはA3判）	フォトプリント紙もしくは光沢のある専用写真用紙（20枚入り）2〜3冊
タイトル用プリンタ用紙 （タイトルをA4〜A3判で製作する場合は不要）	フォトプリント紙もしくは光沢のある専用写真用紙のロールタイプ〔A4幅（210mm）×10m〕1巻
OHPを用いて口頭発表を行う場合	専用OHPシート1パック

第2章

ポスター製作・印刷

いよいよ,ポスターを実際に製作し印刷します.本章では,PowerPoint(Windows)とインクジェットプリンタ(EPSON社PM3300C)を用いた製作例を示します.なお,原稿はカラーで製作していきますが,高価なフォトプリント紙への印刷を節約するために,製作中のポスター原稿は,PowerPointのスライドショー機能,および,ファイル→印刷→プリンタプレビュー機能を使用して何度も確認していきましょう(フォトプリント紙での色合いを確認するときは,縮小印刷を行い,また校正時には普通紙などへ印刷することをおすすめします).ただしPowerPointのバージョンが異なる場合,またMacintoshを用いた場合も多少画面が異なることがありますが,必要事項は同様に選んでください.なお,本章は基本的なPowerPointの使用法を理解していることを前提に解説していますのでご了承下さい.

第2章 ポスター製作・印刷

1. ポスターの背景を決めよう

数年前までは，選択した用紙（A4，B4またはA3）よりも1回り大きい，厚手の色紙をポスターの台紙として用いるポスターが一般的でした．しかし，最近では，自分のポスター発表にふさわしいポスターの「背景」を選択し，その上に図表を載せた形式のポスターが，いくつかのアプリケーションにより簡単に製作できるようになり，より個性の強いプレゼンテーションが増えてきています．

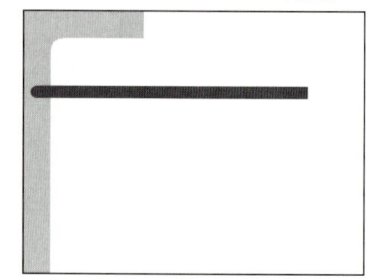

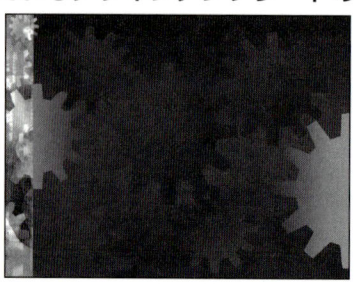

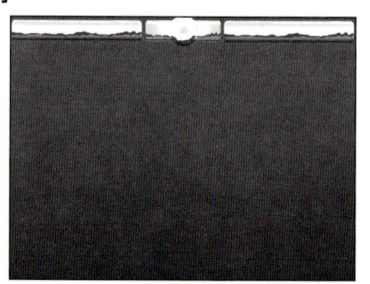

① 背景の製作方法

PowerPointの場合，プレゼンテーションの「背景」として，特にデザインテンプレートがあらかじめ用意されており（**図**），このなかから気に入ったデザインを選択すれば，効果的なポスターの「背景」が誰でも簡単に製作できます．まず，以下の手順にしたがって，自分が気に入ったポスターの背景を決めましょう．

■**図** PowerPointに用意されているデザインテンプレートの例

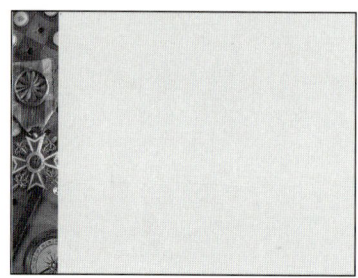

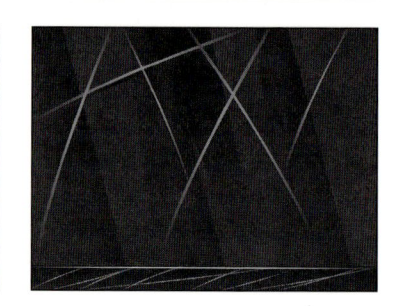

1．ポスターの背景を決めよう

❶ PowerPointを起動させ，最初の画面の「新しいプレゼンテーションの作成」→「デザインテンプレート」を選択します

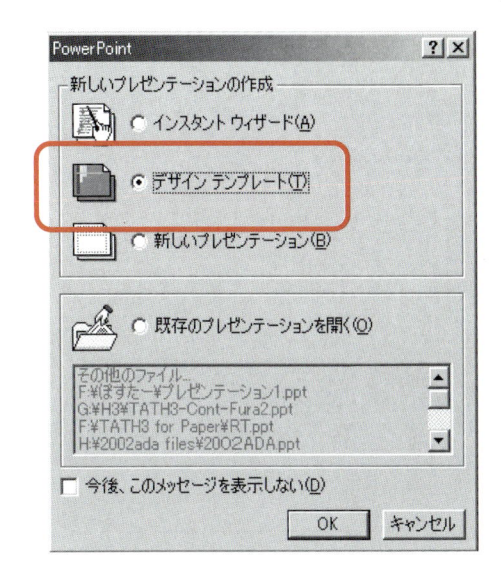

❷ プレビューを参照しながら，自分のポスターの台紙としてふさわしいデザインテンプレートを選択します．ここでは「Soaring」を選んでみましょう

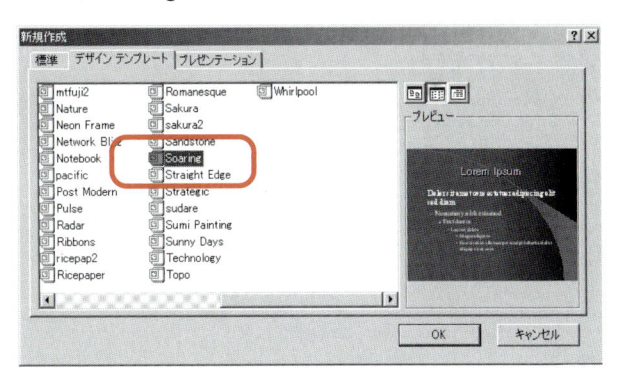

❸ 標準レイアウトは右下の「白紙」を選び，「OK」をクリックします

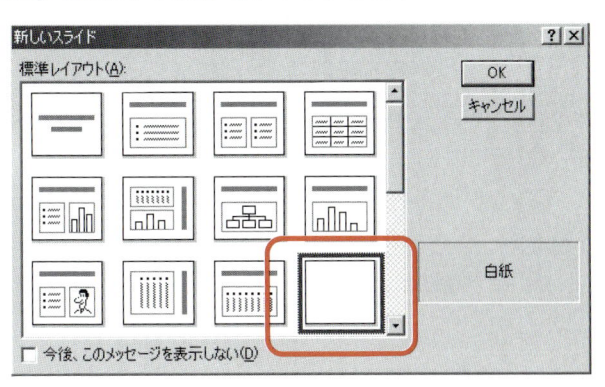

第2章　ポスター製作・印刷

www.yodosha.co.jp　43

❹「ファイル」から「名前を付けて保存」を選び，必要な場所へ保存します

なお，選んだデザインテンプレートの配色（背景色，タイトル色，強調色など）は，メニューバーより「書式」→「スライドの配色」で簡単に変更することができます（まず，「書式」→「スライドの配色」→「標準/配色の設定」で，好きな配色のセットを選び，その後さらに変更したければ，ユーザー設定で変更します）．

また，既製のデザインテンプレートよりもシンプルな背景を設定したいときは，メニューバーより「書式」→「背景」とし，「背景色」，「塗りつぶし効果」を選び，背景を設定することができます．

背景はポスターの土台となりますから，1度フォトプリント紙に印刷してみて，色とデザインを確認しておくことをおすすめします．

memo

Macによる製作時の注意点

MacでPowerPointを使って製作する場合，画像をたくさん使用していると，スライドが正しく表示されず途中で赤い×マークが表示されることがあります．Macの場合，Windowsとはメモリ（RAM）の利用法に大きな違いがあるため，以下の操作により解消できる場合があります．

PowerPointを1度終了しFinderに戻り，PowerPointのアプリケーションのアイコンを選択します．Finderの「ファイル」メニューから「情報を見る」→「メモリ」を選んで「使用サイズ」の数値を必要に応じて大きくしてみて下さい．

ポスターの配色について

ポスターの配色は本当に難しい問題です．参会者の注目を引こうと，目立つ背景色上に強調色を何色も使用した派手なポスターをときどき見かけます．しかし，見る側は色の多さや強さに気を取られ，集中して内容を見ることができずに困惑してしまいます．また，いたる所に色をつけて強調すると，本当に重要な点がかすんでしまいます．大きく誤った配色により，本人のセンスが疑われてしまう恐れもあるでしょう．こうなると，内容の良いポスターも台なしになってしまいます．

良いポスターはそれほど多くの色を使用せず，適所に強調文字や強調色を使っています．視角に訴えるべきポスターですが，配色はよく考えて，ぜひ品格のある洗練されたポスターを製作しましょう．

第2章 ポスター製作・印刷

2. タイトル（Title）を製作しよう

タイトルはポスターの顔の部分です．学会に来た研究者はまずはタイトルを見て，ポスターを見るか見ないか判断するわけですから，インパクトのあるタイトルをていねいに製作しましょう．本稿では，横100cm×縦20cmのタイトルを，ロールタイプのフォトプリント紙（A4幅）に印刷した製作例を示します（図1，図6）．なお，演題番号を自分で用意しなければならない学会もありますから，注意して下さい．

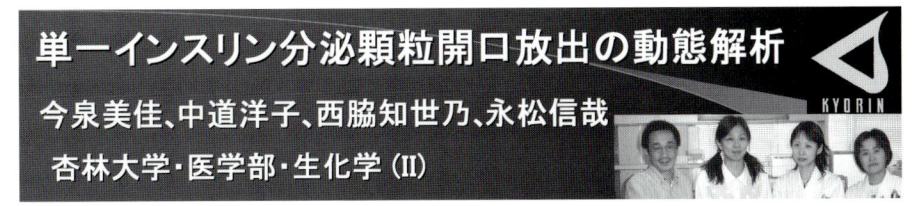

■図1　タイトル完成例（日本語）

① タイトルの大きさに合わせてページ設定を行う

❶ PowerPointを起動させ，第2章-1（42頁）で選択し保存した，デザインテンプレートのファイルを開きます

❷「メニュー」より「ファイル」から「ページ設定」を選びます

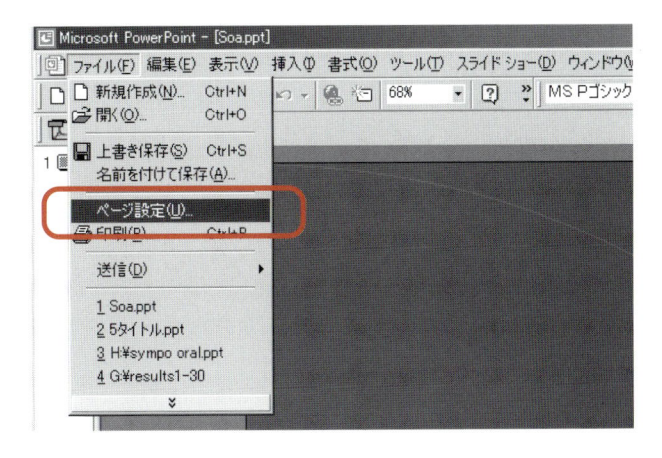

❸ ページ設定で「スライドのサイズ指定」を「ユーザー設定」にし，「幅95」cm，「高さ20」cmを入力します（幅は短めに設定した方がうまくいくようです）．印刷の向きはスライド「横」です．これで，タイトルの背景が製作できました

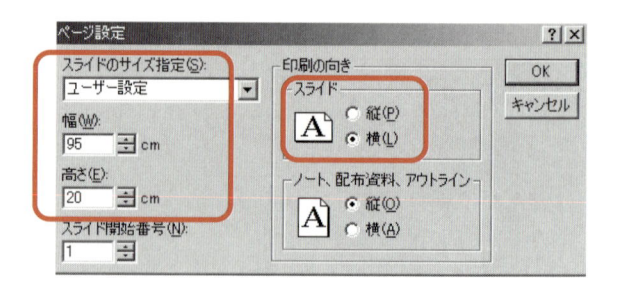

2　演題名，著者名，所属を入力する

　演題名，著者名，所属を入力する場合は，遠くからでもよくわかるように，大きな字で，台紙に対してコントラストの強い色（たとえば濃い青色の台紙に対して白や黄色い文字など）を選択します．タイトルに用いるフォントは文字の線が均一な書体（日本語ではゴシック体，英語の場合はHelvetica）が効果的です．スタイルは，太字（Bold）を選びましょう〔例では日本語タイトルの場合は，フォントはMSPゴシック・太字（Bold）・影付きを選び，フォントサイズは125（タイトル），100（著者），96（所属）を選択．英語タイトルの場合は，フォントはHelvetica・太字（Bold）・影付きを選び，フォントサイズは100（タイトル），75（著者），60（所属）を選択しています〕（図2）．

　なお，海外での学会発表の時，著者名はファーストネームを省略せずに載せましょう．討論時にファーストネームで呼んでもらうことで話が弾みます．

■図2　演題名，著者名，所属を入力したところ

memo　フォントについて

　日本語のフォントには明朝系，ゴシック系などがあります．明朝系は雑誌や書籍の本文によく使われ，縦棒が太く横棒が細いのが特徴です．ゴシック系は見出しやタイトルによく使われ，縦横の棒の太さに違いがないのが特徴です．またフォント名に「P」のつくフォントは「プロポーショナル」の意味で，文字を並べても間隔がむやみに空かないように調整されています（**図3**）．

MS 明朝	あいうアイウ亜医宇 ABCabc123
MS 明朝（太字）	**あいうアイウ亜医宇 ABCabc123**
MS 明朝（影付き）	あいうアイウ亜医宇 ABCabc123
MSP 明朝	あいうアイウ亜医宇 ABCabc123
MS ゴシック	あいうアイウ亜医宇 ABCabc123
MS ゴシック（太字）	**あいうアイウ亜医宇 ABCabc123**
MS ゴシック（影付き）	あいうアイウ亜医宇 ABCabc123
MSP ゴシック	あいうアイウ亜医宇 ABCabc123
Helvetica	ABCDEabcde12345
Helvetica(Bold)	**ABCDEabcde12345**
Helvetica（影付き）	ABCDEabcde12345

■図3　フォントの違いの例

③ 著者全員の写真や大学，研究所のロゴを掲載する

　実際の発表では多くは見かけませんが，筆者はタイトルに著者全員の写真を掲載しています．また大学，研究所のロゴを掲載しているポスターは最近よく見られるようになってきました．どちらも自分をアピールする手段として有効だと思いますので，タイトルに掲載してみてはいかがでしょうか？

　写真やロゴなどはデジタルカメラでの撮影やスキャナによる取り込みを行って，JPEGやTIFFなどの画像ファイルとして保存しておきます．メニューより「挿入」→「図」→「ファイルから」を選び（**図4**），画像ファイルを挿入し，適当な大きさにバランスよく調整します（**図5**）．

■図4　画像ファイルの挿入

大学，研究所のロゴマーク

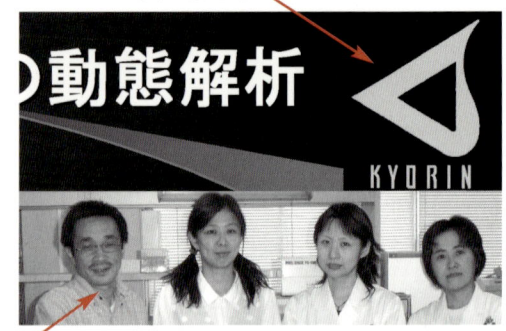

著者全員の写真　■図5　著者の写真やロゴの例

4 タイトルを印刷する

❶ プリント紙をプリンタにセットします．ロールタイプのプリント紙（Ａ４幅）はあらかじめ長さを約110cmにカットし（カッターなどで垂直でまっすぐな切り口になるように切る），ロール紙の先端部の反りを修正してからプリンターにセットします

❷ メニューより「ファイル」→「印刷」を選びます

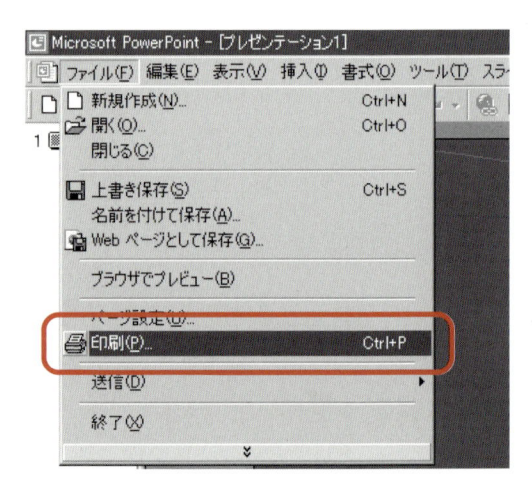

❸ 「印刷」の画面で使用するカラープリンタを選択し「プロパティ」をクリックします

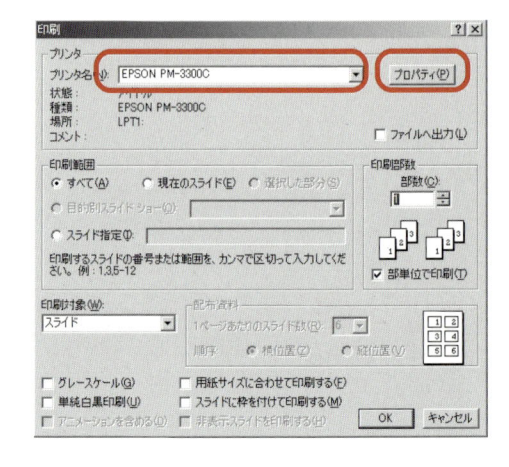

❹「プロパティ」の画面では基本設定として，「用紙種類」などを選択します．「印刷プレビュー」は念のためチェックを入れておきましょう

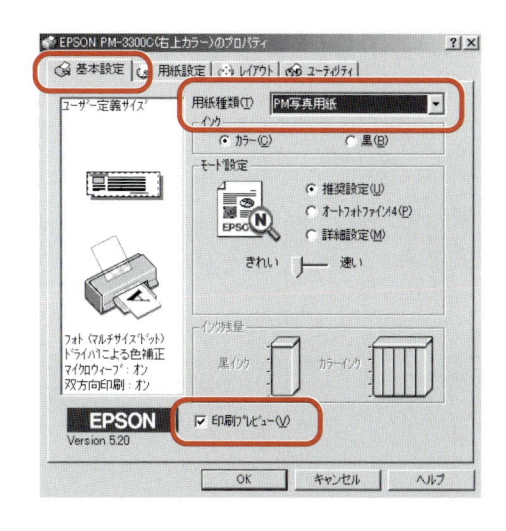

❺ 次に用紙設定として，「給紙方法」は「ロール紙」を選び，「ページサイズ」は「ユーザー定義サイズ」を選びます

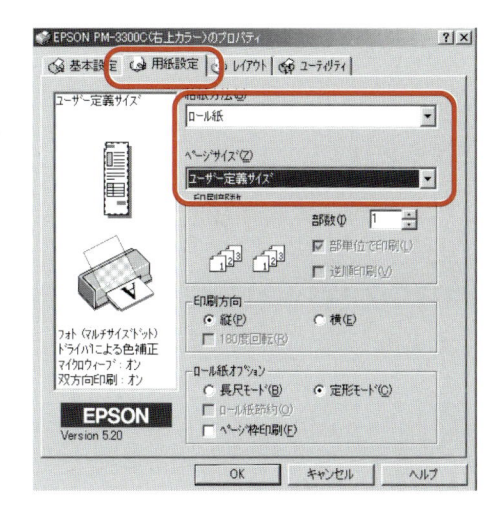

❻「ユーザー定義用紙サイズ」の画面になりますから，「用紙幅：2000」，「用紙長さ：10000」と入力し，「単位0.01センチ」を選びます

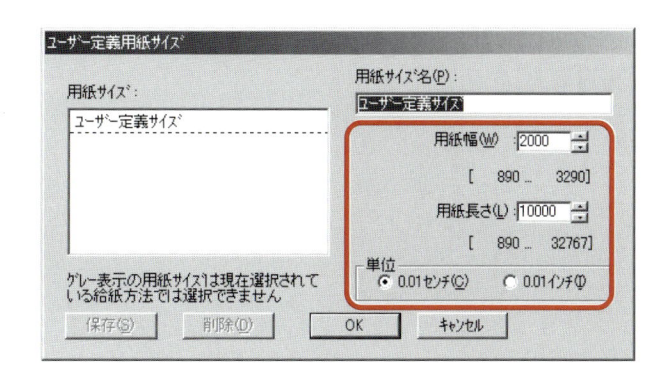

❼ 印刷画面でOKを選ぶと，印刷プレビューとなりますから，よく確認した後（修正が必要なときは，キャンセルして修正する），印刷ボタンを選び，印刷を開始します

タイトルは看板です．混み合った会場でもしっかり読み取ることができる印象的なタイトルができたかどうか，最後にもう1度よく確認して下さい（**図1**，**図6**）．

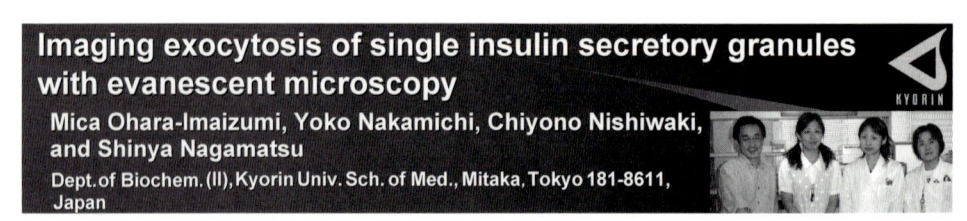

■**図6** タイトル完成例（英語）

---

memo　ロール紙を使用しないタイトルの印刷

　タイトルは看板ということもあり，ここではロール紙を使って，つなぎ目のない1枚に印刷しました．なお，ロール紙が手に入らなかった場合は，Adobe Photoshop，Illustratorなどほかのソフトを用いてA4からA3判を複数枚使用して印刷し，張り合わせてタイトルを完成させます（PowerPointでは複数枚を続けて印刷できません）．例えば，

①上記にしたがってPowerPointで製作したタイトルファイルをTIFF形式ファイル（「ファイル」→「名前を付けて保存」）に保存し，
②そのTIFFファイルをPhotoshop上で編集し，画像を分割しながら印刷します（ただし，この方法の場合，画像解像度がやや落ちてしまいます．解像度が気になるようでしたら，テンプレートだけのTIFFファイルをPhotoshop上で開き，画像解像度を上げた後，文字，写真，ロゴなどを入力して編集し，印刷するよう工夫してください）．

3. 目的（序論，Introduction）を製作しよう

第2章 ポスター製作・印刷

> 「目的」はポスターの冒頭に掲示され，参会者が始めに必ず読む重要な部分です．研究の背景や動機について簡潔にまとめ，研究の目的を明確に掲示しましょう．

1 ポスター発表での目的の意義

　論文では要約がまず始めに置かれますが，ポスター発表の場合の多くは，目的（序論，Introduction）が冒頭に掲示されます．したがって，ポスターを見に来た参会者にとっては，1番初めに読む部分となるので重要です．

　「目的」には，**研究の背景（バックグラウンド）や意義，研究を始めた動機をわかりやすく示し，「何を明らかにしようとした研究なのか」という研究の目的をはっきりと掲示します．**研究の新規性，重要性を強くアピールし，次に続く結果，結論への興味を抱かせるものでなくてはなりません．そのためには，簡潔に理解しやすくまとめましょう．よく紙面いっぱいに小さなフォントサイズで掲載された，論文の序論をそのままコピー＆ペーストしたと思われる「目的」を見かけますが，それはやめましょう．1枚の用紙内に簡潔にまとめる努力をします．

2 目的の製作例

　本稿では，目的をA4判に印刷した製作例を示します．

❶ あらかじめ，Wordで序論の文章を入力しておきます
❷ PowerPointを起動し，第2章-1（42頁）で選択し保存したデザインテンプレートのファイルを開きます

❸ メニューより「ファイル」→「ページ設定」を選びます

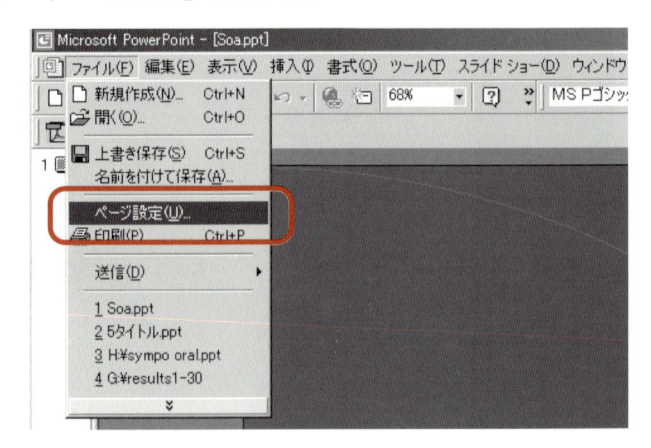

❹ 「ページ設定」で「スライドのサイズ指定」を「A4　210×297mm」にし，印刷の向きはスライド→「横」とします．これで，序論の背景ができましたので，名前をつけて保存します

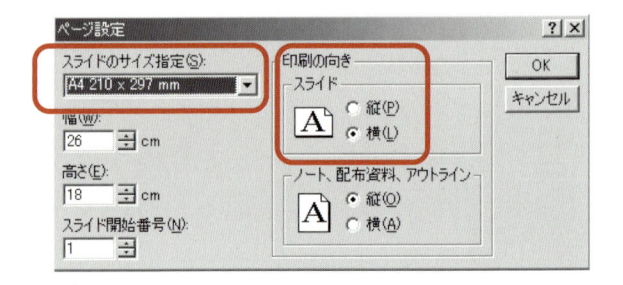

❺ 「表示」→「標準」で，テキストをテキストボックス内に入力していきます．まず，左上に見出しとして「目的」，「序論」または「Introduction」と記載し，タイトルと同様，フォントはコントラストの強い色とし，日本語の場合はゴシック体・太字，英語の場合はHelvetica・Boldを選びます（以後，方法，結果，結論，参考文献などの見出し文字は同じフォントにし，色，スタイル，大きさも同じに揃えます）

❻ 次に，Wordで製作しておいた序論の文章を「編集」→「コピー」し，PowerPoint上のテキストボックス内に「編集」→「貼り付け」ます．ここでのフォントは，読みやすいMS明朝（太字）やTimes（Bold）などを使います．フォントサイズ，フォントの色を決め，書式（行間，段落間隔，箇条書きなど）を調整していきます．また，参考文献（References）を引用する場合は，文献番号を必ず記載します

3. 目的（序論，Introduction）を製作しよう

以下に目的の製作例をあげました（**図1〜図3**）．いずれも，図も交えてわかりやすく研究目的を掲示しています．

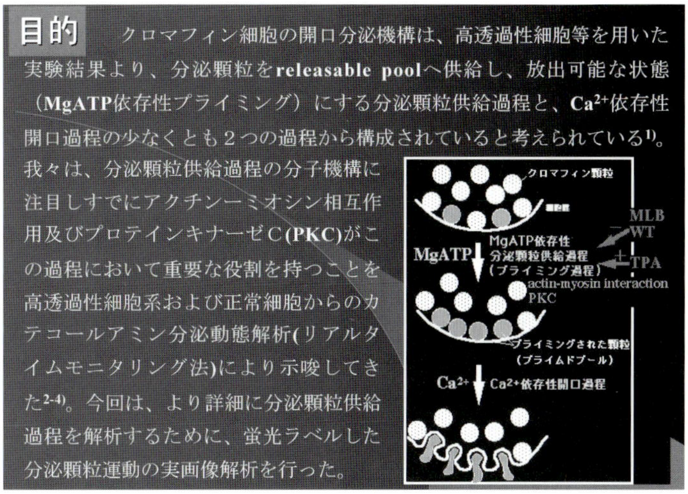

■図1　「目的」の製作例1

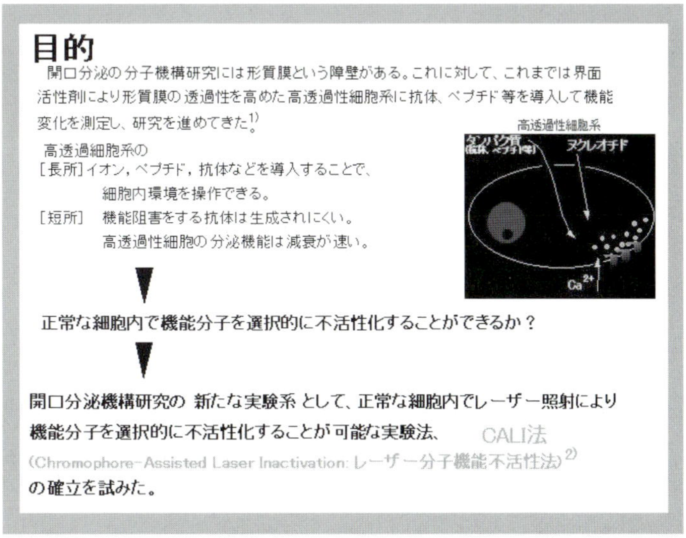

■図2　「目的」の製作例2

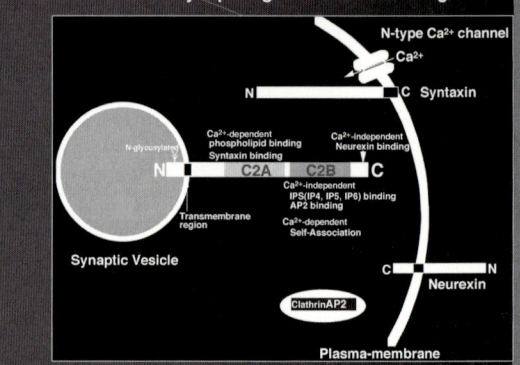

■図3　「目的」の製作例3

memo　PowerPointでの図形描画

　ポスター発表で目的や実験方法を説明する場合，テキストだけのものより図（イラスト）を加えたものの方がずっとわかりやすくなります．

　図（イラスト）はPowerPointの図形描画ツールバーを用いて簡単に描くことができます．PowerPointを立ち上げたとき，図形描画ツールバーが表示されていない場合は，メニューバーの＜表示＞クリックし，「ツールバー」を選び，「図形描画」を選択すると図形描画ツールバーが現れます．

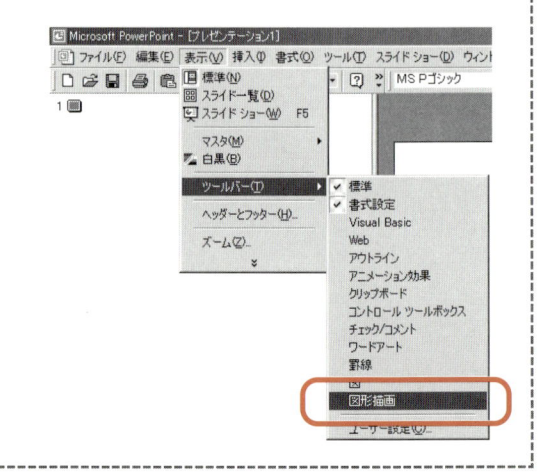

4. 実験方法（Materials and Methods）を製作しよう

第2章 ポスター製作・印刷

論文では文章で実験方法を記載しますが，ポスターではできるだけ図やフローチャートなどを挿入して，わかりやすい実験方法を掲示しましょう．

1 ポスター発表での実験方法の意義

ポスターでも論文と同様に，**どのような方法を用いて実験結果を得たかを実験方法として掲示**します．実験方法は，実験結果の信頼性にもつながりますから正確に記載します．

しかし論文とは異なり，スペースが限られているポスターでは方法を詳細に記述せず，なるべく簡潔に掲載するように努力しましょう．すでに確立された方法であれば，参考文献をうまく引用して簡単に示します（特に必要な場合以外は，装置や試薬の入手先の会社名などは詳しく記載しません）．新規の方法ならば，図・写真やフローチャートを使って，一目で実験方法や装置を理解してもらえるように工夫を凝らして下さい．

2 実験方法の製作例

PowerPointによる「実験方法」の製作・印刷は基本的に第2章-3（51頁）で紹介した製作例と同じように行います．ただし，「目的」よりも行数が多くなりますので，バランスよく書式（行間，段落間隔，箇条書きなど）を調整して下さい．以下に実験方法の製作例をあげました（図1〜図4）．

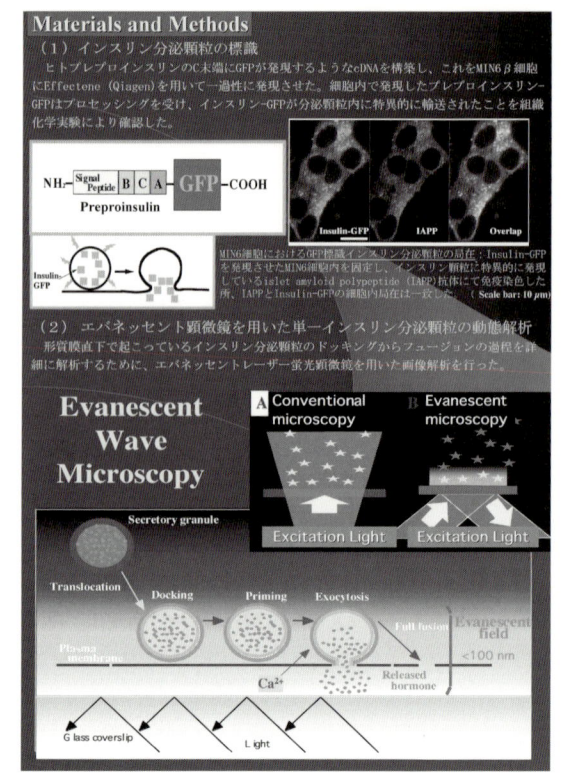

■図1　実験方法の製作例1

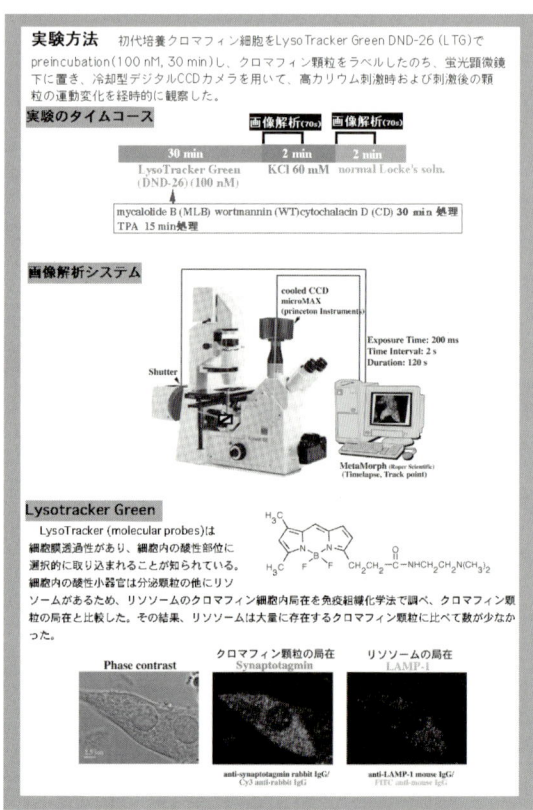

■図2　実験方法の製作例2

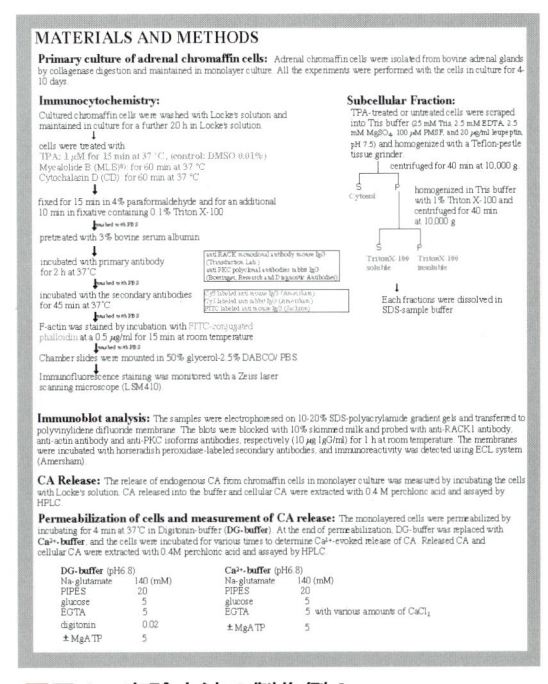

4．実験方法（Materials and Methods）を製作しよう

■図3　実験方法の製作例3

■図4　実験方法の製作例4

memo　「実験方法」を詳しく説明したい場合

　ポスター発表の場合の実験方法は簡潔に記載して掲示するのが望ましいのですが，新規の実験方法などを詳しく説明したい場合もあります．そのような場合は，以下の方法をおすすめします．

①ポスターの実験方法は簡潔に記載して掲示しておき，詳しい実験方法は補足資料としてわかりやすくまとめ，ファイルなどに入れて学会へ持参します〔第3章-2（76頁）参照〕．当日，質問を受けたときや参会者が興味を示した時に，その補足資料を見せて説明します．

②実験方法はある程度詳しく記載して掲示し，ポスターボードの少し下の方に貼ります．ポスター説明時には特に詳しく説明しませんが，討論で質問を受けたときや参会者が興味を示した時に詳しく説明します．

第2章 ポスター製作・印刷

5. 結果（Results）を製作しよう

結果はポスターの大部分を占めます．文章で説明するのではなく，グラフ，表，写真などを効果的に使って，視覚に訴える「結果」にまとめ，図から図へ論理的に流れるようにわかりやすく掲示しましょう．

1 ポスター発表での結果の意義

　　結果（Results）は結論・主張の裏付けとなる部分です．結論・主張を導くために本当に必要な結果だけに絞って掲示し[*1]，参会者が結果を順に追っていくことで，わかりやすく結論に達していくように工夫しましょう．
　　以下，結果の製作・印刷上の注意点について解説します．

2 個々の結果の掲示について

グラフ，表，写真などを効果的に使って，視覚に訴える「結果」にまとめます．
　　参会者の理解が得られやすいのは文章よりも図表です．特に結果には，大きく描かれた視覚に訴える図表が効果的です．
　　たとえば論文用に製作された**図1**では，グラフも小さく，またグラフの下には非常に小さな字でよく読まないとわからない脚注（Figure legend）が記載されています．このような論文用の図をそのまま掲載したポスターは参会者に絶対読んでもらえません．
　　ポスターでは**図2**のように**グラフを大きく拡大し，線や文字を太く大きくし，色をつけてよりわかりやすく工夫**します（1メートル以上離れていても見やすい大きさに拡大します）．「○」，「●」，「□」などのシンボル，凡例，縦軸横軸の説明，単位などは明確に図の中に表示し，実験条件も短くまとめて図の中に入れてしまいましょう．少し詳しい説明が必要な場合は，図の下に簡潔にまとめた文章やプロトコルを図式化して記載します．

[*1]：今回掲示できなかった結果は，補足資料としてファイルなどに入れポスター会場に持って行くこともできます〔第3章-2（76頁）参照〕．

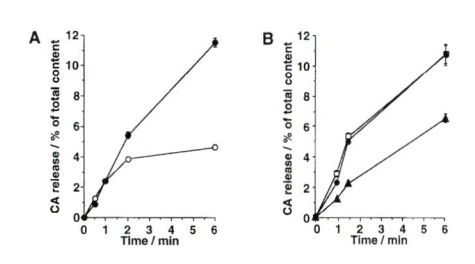

Fig. 3 Time course of CA release evoked by 10 μM Ca^{2+} from permeabilized cells (A) and effects of anti-C2A antibody on the time course of CA release (B). (A) Cells were permeabilized with DG buffer for 4 min and were stimulated for an additional 0-6 min with Ca^{2+} (0 or 10 μM) buffer in the presence (●) or absence (○) of 5 mM MgATP. (B) Cells were permeabilized with DG buffer for 4 min and were stimulated for an additional 0-6 min with Ca^{2+} (0 or 10 μM) buffer in the presence of 5 mM MgATP. Anti-C2A antibody (40 μg/ml) (▲) or control IgG (40 μg/ml) (□) was added during the permeabilization and the subsequent stimulation. Control (●) was the data from the cells without IgG. The amounts of released CA are expressed as the percentage of total cellular content. Amount of CA released in the absence of Ca^{2+} was measured for each group, and the mean value for each group was subtracted from each evoked release. Data are the mean ± SEM of at least eight determinations from individual wells.

■図1　論文用に製作された図の例

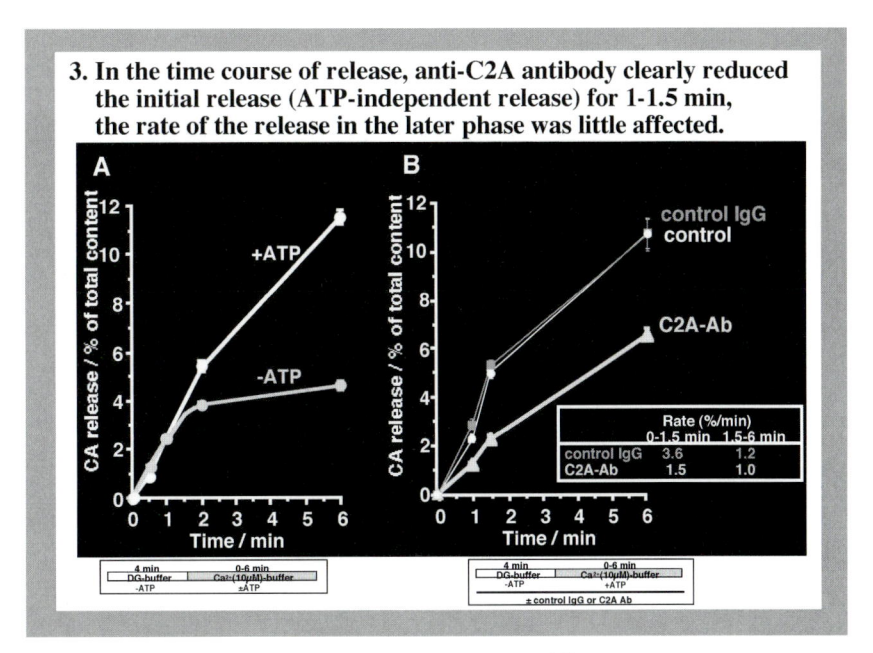

■図2　ポスター用にわかりやすくした図の例

ただし，1つの図の中に情報を詰め込み過ぎないように気を付けてください．

各図の1番上には，見出しとしてその図から得られた結果の要約（短い1文）を記載します．この場合，「インスリン分泌に対するTPAの効果」という論文の図表調の題目とは異なり，「TPAによりインスリン分泌が引き起こされた」と言ったように，その図から得られた結果を一言で理解できるような見出しにします．この要約の見出しにより，発表者が不在でも，見て理解できるポスター発表になります．

3 結果全体の掲示について

図から図へ論理的に流れるようにわかりやすく掲示しましょう（図3）．

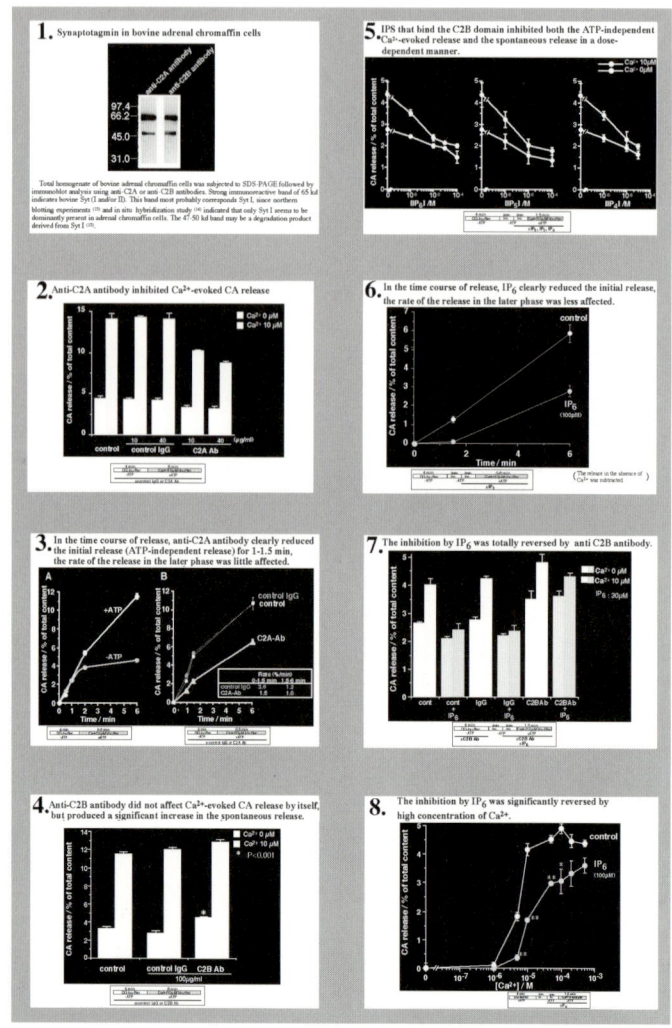

■図3　結果の製作例

結果のフォーマットは統一し，わかりやすく美しいポスターにしましょう．なお，結果のポスターでは，説明の順番が分かるように左上に大きな数字で番号をつけます．結果の流れが論理的であり，わかりやすいものであるように工夫して下さい．

第2章 ポスター製作・印刷
6. 結論（Conclusion）を製作しよう

> ポスター発表では結論が一番重要であり，ポスター内の1番よく見える場所に配置します．結論は，箇条書きにして簡潔にまとめ，主張を図式化したイラストを掲示し，参会者に強くアピールしましょう．

1 ポスター発表での結論の意義

　実験結果から導かれる結論は，発表の終着点であり，もっとも重要な部分です．参会者にぜひとも理解してもらわなくてはならないため，簡潔明瞭に箇条書きで記載しましょう．

　また，結論・主張が強いインパクトで参会者に伝わるように，**主張をわかりやすくイラストにまとめ，掲示します**．説明時にもこの図を使い，堂々と自信をもってプレゼンテーションしましょう．結論・主張を理解してくれた参会者からは，多くの質問が寄せられ，活発な討論がなされるはずです．

2 結論の製作例

　1番重要な結論は，参会者から1番良く見える場所に配置します（筆者の場合は，ほとんどの場合，右上の見えやすい所に配置しています）．良い場所に配置できるよう，レイアウトを工夫してください．

　図1，図2は，PowerPointで製作した例です．バランスよく書式を調整した箇条書きと図をセットでプリントアウトしています．

---

memo　「考察」について

「考察」は長い文章で記載することが多く，限られたポスタースペース内では簡潔に掲示することが難しいため，ポスターには掲示せず，簡潔にまとめた結論だけを掲示します．

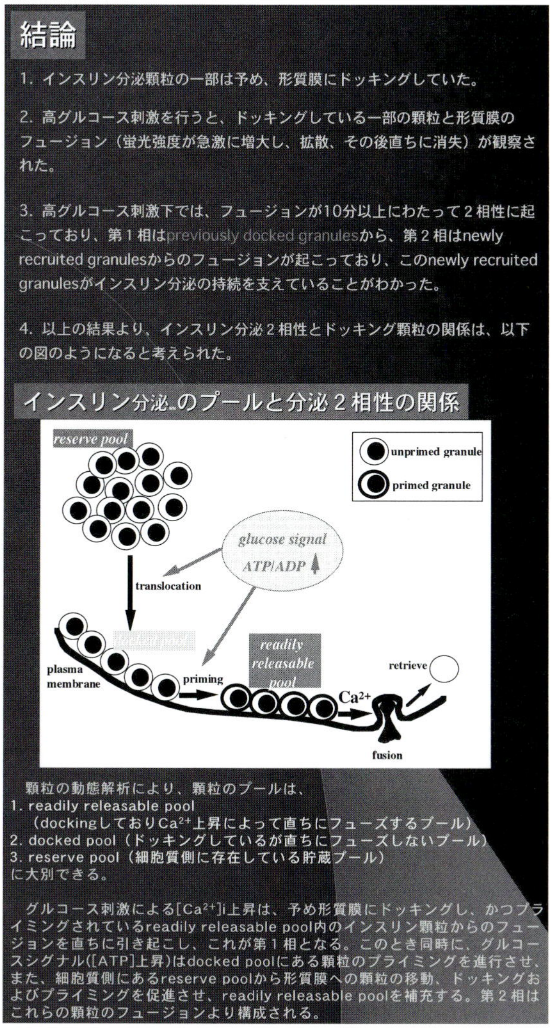

結論

1. インスリン分泌顆粒の一部は予め、形質膜にドッキングしていた。

2. 高グルコース刺激を行うと、ドッキングしている一部の顆粒と形質膜のフュージョン（蛍光強度が急激に増大し、拡散、その後直ちに消失）が観察された。

3. 高グルコース刺激下では、フュージョンが10分以上にわたって2相性に起こっており、第1相はpreviously docked granulesから、第2相はnewly recruited granulesからのフュージョンが起こっており、このnewly recruited granulesがインスリン分泌の持続を支えていることがわかった。

4. 以上の結果より、インスリン分泌2相性とドッキング顆粒の関係は、以下の図のようになると考えられた。

インスリン分泌のプールと分泌2相性の関係

[図：reserve pool、plasma membrane、priming、readily releasable pool、fusion、retrieve、glucose signal ATP/ADP、translocation、unprimed granule、primed granule、Ca^{2+}]

顆粒の動態解析により、顆粒のプールは、
1. readily releasable pool（dockingしておりCa²⁺上昇によって直ちにフューズするプール）
2. docked pool（ドッキングしているが直ちにフューズしないプール）
3. reserve pool（細胞質側に存在している貯蔵プール）

に大別できる。

グルコース刺激による[Ca²⁺]ｉ上昇は、予め形質膜にドッキングし、かつプライミングされているreadily releasable pool内のインスリン顆粒からのフュージョンを直ちに引き起こし、これが第1相となる。このとき同時に、グルコースシグナル([ATP]上昇)はdocked poolにある顆粒のプライミングを進行させ、また、細胞質側にあるreserve poolから形質膜への顆粒の移動、ドッキングおよびプライミングを促進させ、readily releasable poolを補充する。第2相はこれらの顆粒のフュージョンより構成される。

■図1　結論の製作例（日本語）

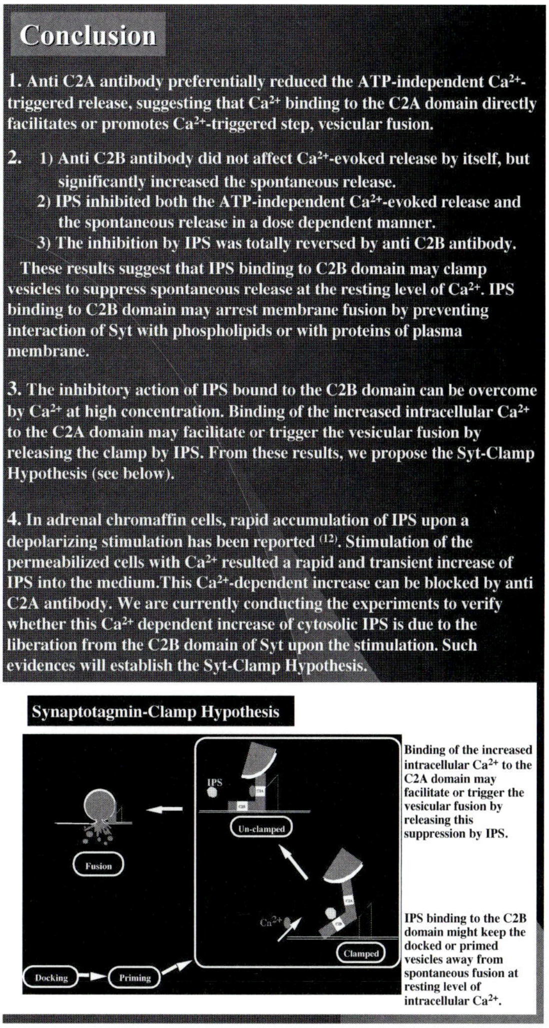

Conclusion

1. Anti C2A antibody preferentially reduced the ATP-independent Ca^{2+}-triggered release, suggesting that Ca^{2+} binding to the C2A domain directly facilitates or promotes Ca^{2+}-triggered step, vesicular fusion.

2.
  1) Anti C2B antibody did not affect Ca^{2+}-evoked release by itself, but significantly increased the spontaneous release.
  2) IPS inhibited both the ATP-independent Ca^{2+}-evoked release and the spontaneous release in a dose dependent manner.
  3) The inhibition by IPS was totally reversed by anti C2B antibody.

These results suggest that IPS binding to C2B domain may clamp vesicles to suppress spontaneous release at the resting level of Ca^{2+}. IPS binding to C2B domain may arrest membrane fusion by preventing interaction of Syt with phospholipids or with proteins of plasma membrane.

3. The inhibitory action of IPS bound to the C2B domain can be overcome by Ca^{2+} at high concentration. Binding of the increased intracellular Ca^{2+} to the C2A domain may facilitate or trigger the vesicular fusion by releasing the clamp by IPS. From these results, we propose the Syt-Clamp Hypothesis (see below).

4. In adrenal chromaffin cells, rapid accumulation of IPS upon a depolarizing stimulation has been reported [12]. Stimulation of the permeabilized cells with Ca^{2+} resulted a rapid and transient increase of IPS into the medium. This Ca^{2+}-dependent increase can be blocked by anti C2A antibody. We are currently conducting the experiments to verify whether this Ca^{2+} dependent increase of cytosolic IPS is due to the liberation from the C2B domain of Syt upon the stimulation. Such evidences will establish the Syt-Clamp Hypothesis.

Synaptotagmin-Clamp Hypothesis

[図：Fusion、Un-clamped、Clamped、Docking、Priming、IPS、Ca^{2+}]

Binding of the increased intracellular Ca^{2+} to the C2A domain may facilitate or trigger the vesicular fusion by releasing this suppression by IPS.

IPS binding to the C2B domain might keep the docked or primed vesicles away from spontaneous fusion at resting level of intracellular Ca^{2+}.

■図2　結論の製作例（英語）

第2章 ポスター製作・印刷

7. 参考文献（References），謝辞（Acknowledgments），その他を製作しよう

最後に，参考文献，謝辞を製作・印刷します．ポスターで文献を引用したら，参考文献としてまとめます．また，資料提供を受けたり，助成金をもらっている場合は，謝辞を掲示します．これらは，コンパクトに1枚ずつにまとめます．

1 参考文献

ポスター内で文献を引用した場合，参考文献（References）として，論文名を箇条書きに1枚にまとめます（図1）．

■図1　参考文献の例

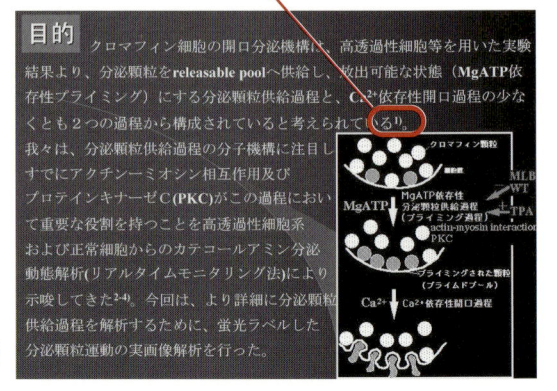

■図2　ポスター中の文献番号

64　ポスター発表はチャンスの宝庫！

> **memo** 文献番号の「ずれ」について
>
> ポスター内の文献番号に対応する番号をつけて箇条書きにしますが，製作中に追加や削除をした場合，番号がずれしまう可能性がありますので最終段階で番号をよく確認しましょう（**図2**）．

② 謝辞

　研究にあたり，資料提供を受けた場合，共同研究者以外に実験を手伝ってもらった場合，また，研究助成金（科学研究費補助金や財団からの助成金）を受け取っている場合には，謝辞として，感謝の一文を掲示します（**図3，図4**）．

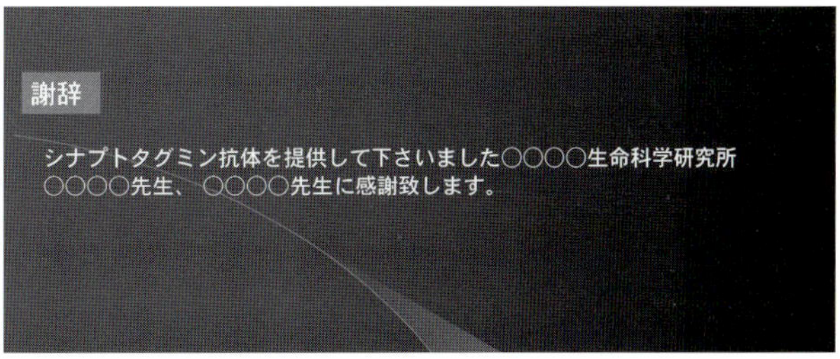

■図3　謝辞の例（日本語）

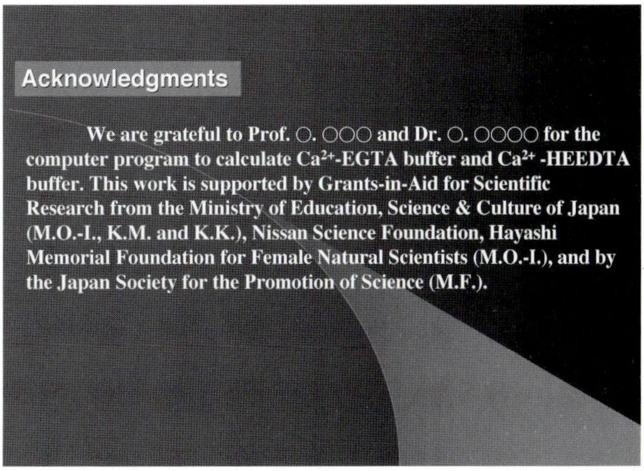

■図4　謝辞の例（英語）

3 その他

その他，研究にあたっての役割分担を明記するのもよいでしょう（**図5**）.

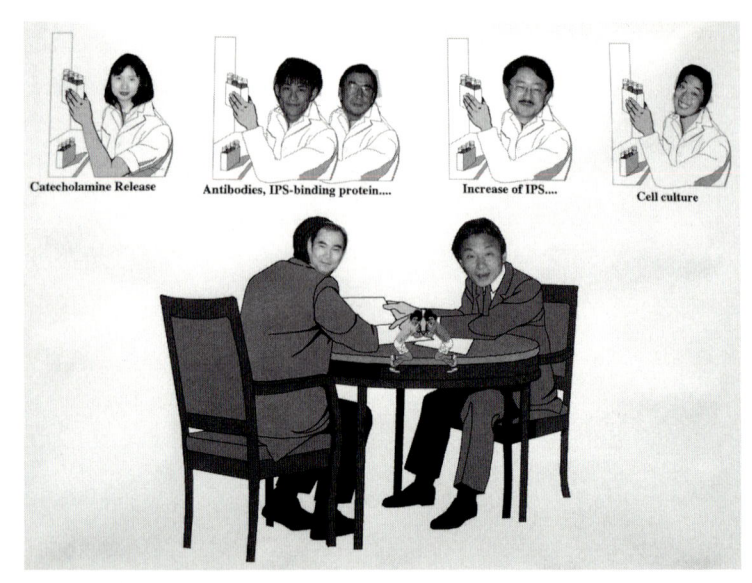

■**図5** 役割分担を写真と図で表示した例

なお，ポスターにもよりますが，これら参考文献，謝辞などの配置は，ポスター本文より少し離れた所（目立たない下の方でもよい）に掲示します（**図6**）.

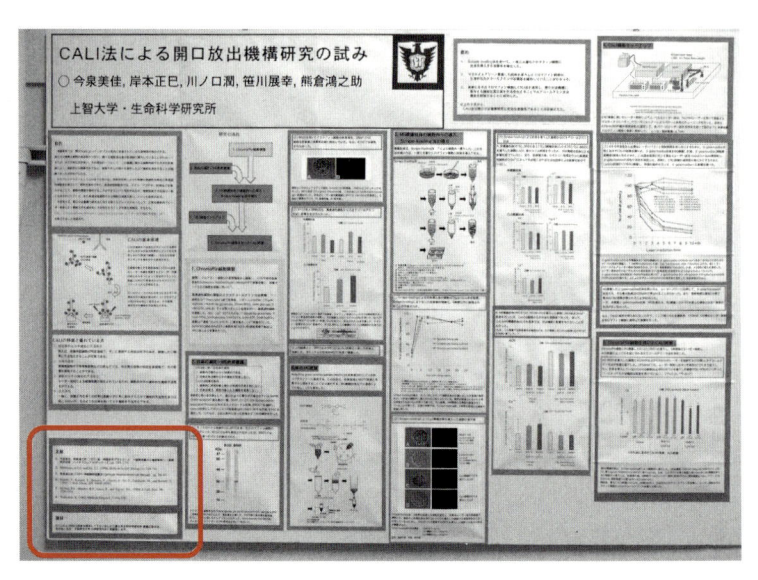

■**図6** 参考文献と謝辞のレイアウト例

第2章 ポスター製作・印刷
8. できあがったポスターを貼ってみよう（校正と訂正）

完成したポスターはさっそく，ホワイトボードなどにマグネットで貼るなど工夫して仮止めして，ポスター全体のレイアウトを確認します．以後の発表練習も実際のポスターの前で行うほうが良いので，仮止めができるホワイトボードや壁のスペースを確保しておきましょう．

1 レイアウトを再確認する

製作したポスターを計画したレイアウト通りに貼った後，以下の確認を行います．

まず，**ポスター全体が学会の講演規定に指示されている大きさの中に収まっているか，ポスター発表者の腰よりも高い位置に収まっているかどうかを再確認します**．さらに，タイトルの大きさも講演規定通りになっているかを再確認しましょう．

また，実際に貼ってみたとき，レイアウトがこれでよいかをもう1度よく確認して下さい．1番重要な結論・主張の配置，全体の統一性，説明がスムーズにできるレイアウトかどうかなどを再確認しましょう．もしレイアウトに納得いかなければ配置を変更しましょう（図）．

2 校正と訂正を行う

発表者が不在でも，ある程度わかってもらえるような，わかりやすいポスターかどうか，もう1度確認してみて下さい．ポスター1枚1枚をよく見直し，説明が過剰な点や足りない点，わかりにくい点がないか，フォントは統一されているか，文献番号は正しく表示されているか，誤字・脱字はないかなどを調べます．全体をレイアウトしてみると意外と間違いは発見されるものですから，早めに訂正しておきましょう．

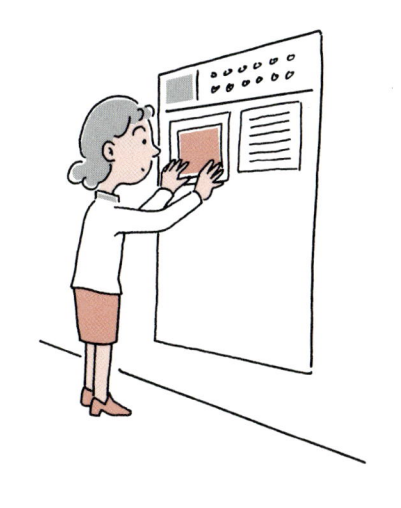

第2章●ポスター製作・印刷

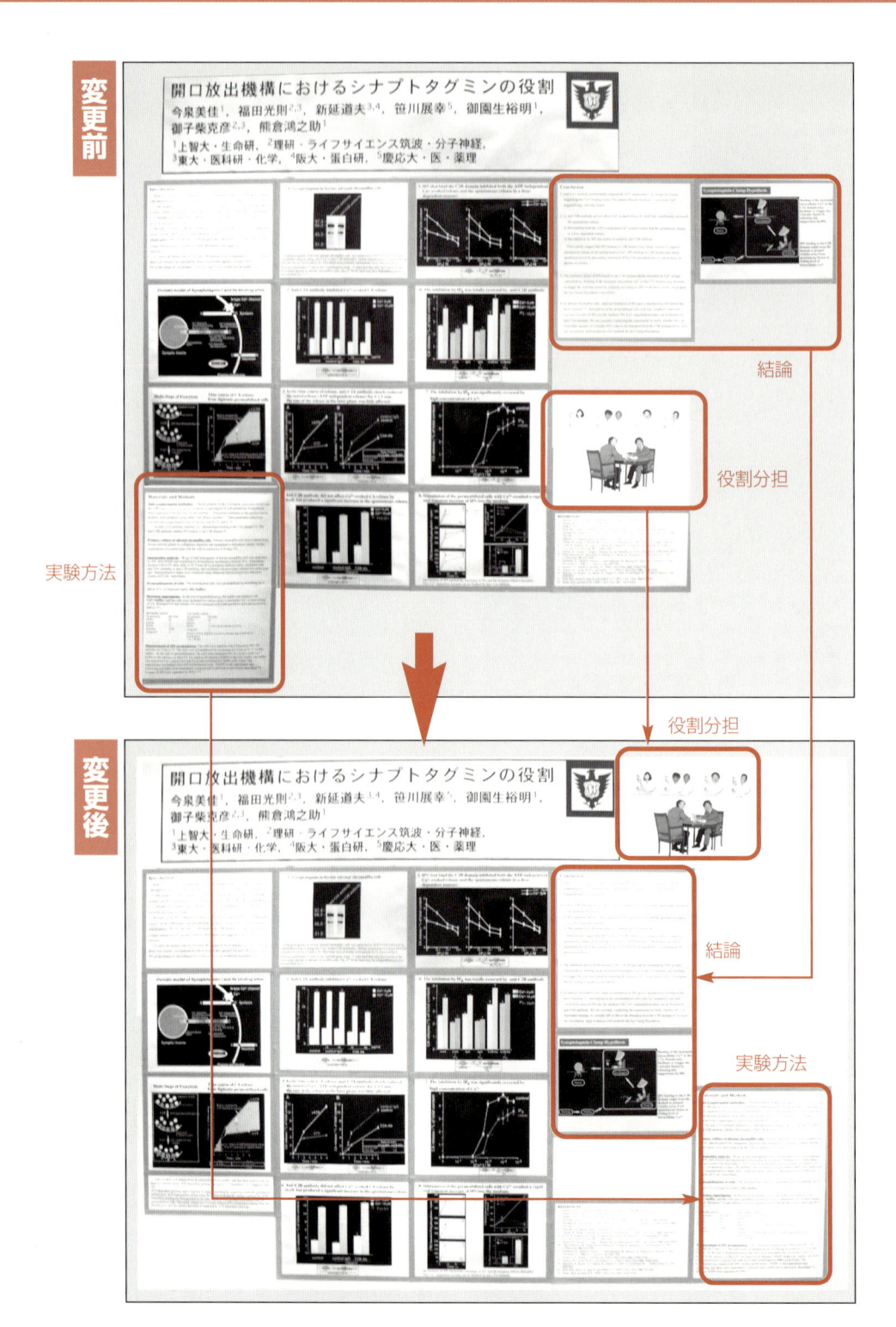

変更前

変更後

■図　レイアウト変更の例
全体がまとまりのない印象のポスターのため，レイアウト変更を行った．「実験方法」は必要時に確認してもらえるように右下に移動した．「結論」は図を下に配置し，すっきりまとまるように配慮した．「役割分担」は発表内容ではないので「タイトル」の右へ移動した

8. できあがったポスターを貼ってみよう（校正と訂正）

❸ 共同研究者や研究指導者に確認してもらう

　自分なりの校正が終わったら，次に共同研究者や研究指導者にポスターを見てもらいます．製作したポスターの良い点，良くない点を指摘してもらい，より効果的なポスターに仕上げていきます．

　論文製作前のポスター発表の場合が多いと思いますが，質問された場合も含めて，結果をどこまでの範囲で発表時に話して良いのか，この時点でもう1度共同研究者や研究指導者と確認しておきましょう．

■ポスター完成チェックシート
ポスターを見て，もう1度確認してみましょう

確認事項	チェック
・ポスター全体が指定された大きさの中に収まっているか	☐
・腰よりも高い位置に収まっているか	☐
・タイトルは大きな字でわかりやすいか	☐
・論理的な流れのある構成のポスターであるか	☐
・結果には説明の順番がわかるように番号とサブタイトルとして短い要約が記載されているか	☐
・情報量を詰め込みすぎてはいないか	☐
・結論は簡潔であり，強くアピールされているか	☐
・図やイラストを多く取り入れ，視覚に訴える形のポスターであるか	☐
・効果的な配色で，統一のとれたポスターであるか	☐
・発表者不在でも理解できるポスターであるか	☐
・独創性のある，楽しいポスターであるか	☐

---

memo　独創性のある印象的なポスターを製作してチャンスを得よう

　ここまでポスター製作・印刷についての注意点やアイデアについていろいろと説明してきましたが，実はポスターのわかりやすいまとめかたは研究内容によって千差万別であり，これが良いという決まったパターンはありません．指定されたポスターボード内では何をどうプレゼンテーションしようが自由であり，発表者本人の判断に任されているのです．参会者に自分の研究成果を簡潔明瞭に伝えることを念頭に，ぜひ本書のアイディアを参考にして，型にはまらず自分なりのユニークな発想でポスターを製作してみてください．独創性のある，見ていて楽しいポスターは，参会者に研究成果を効果的に伝え，発表者は必ずやいろいろなチャンスを得ることができるでしょう．

Note

第3章

ポスター発表準備

ポスターを完成させたら,さっそくホワイトボードや壁などに貼り,ポスターの前で発表練習を行います.さらに,掲示するポスターのほかに補足データや配布用資料,ノートパソコンなどを準備し,よりインパクトの強いプレゼンテーションをめざしましょう.また,急に口頭発表をすることになってもきちんと準備をし,堂々と発表できるように練習します.学会への出発直前は,研究室を留守にするために慌ただしく,余裕がなくなります.あらかじめ,ポスター会場への持ち物リストを製作し,忘れ物のないように準備万端整えましょう.

第3章 ポスター発表準備

1. 発表練習をしよう

発表当日には,「簡単に説明してください」と,必ず説明を求められます.また,いろいろな質問を受けることになります.質問者に対して,自信をもって説明し答えるためには,発表練習する以外ありません.

1 ポスターの説明を自分で練習する

ポスターを完成させたら,壁などに貼り,自分のポスターの前で,さっそく発表練習を始めます.ポスターの発表会場には,自分と同じ専門分野の人もいれば,違う専門分野の人も多数います.このように,いろいろな分野の参会者が次々と見に来るポスター発表では,以下の説明方法を行うと効果的です.

> まず誰にでもわかりやすく,簡潔にまとめた短時間(4〜5分)の説明をし,参会者に発表に対して強い関心をもってもらいます

⬇

> その後,参会者からの質問を受け,答えを丁寧に説明する形で,それぞれの参会者の要望に対応した詳しい説明を加えていきます

発表者が一方的に話す口頭発表とは違い,ポスター発表では参会者からの質問をいつでも受け付け,質疑応答が余裕をもってできるのですから,このメリットを活かしてポスターを説明していきます.ですから,来てくれた参会者の興味を引き出し,質問がどんどん出てくるようなわかりやすい説明をすることが1番大事なのです.

説明の内容と時間(4〜5分)の配分としては,だいたい以下のようになります.

① 自己紹介：一言（所属，自分の研究テーマについて）
② 研究目的：30秒（実験を行った動機を簡単に説明します）
③ 結果：2〜3分（目的に対しての重要な結果に限ってそれぞれ簡潔に説明します）
④ 結論・主張：1分30秒（用意したポスターの図を使ってわかりやすく説明します）

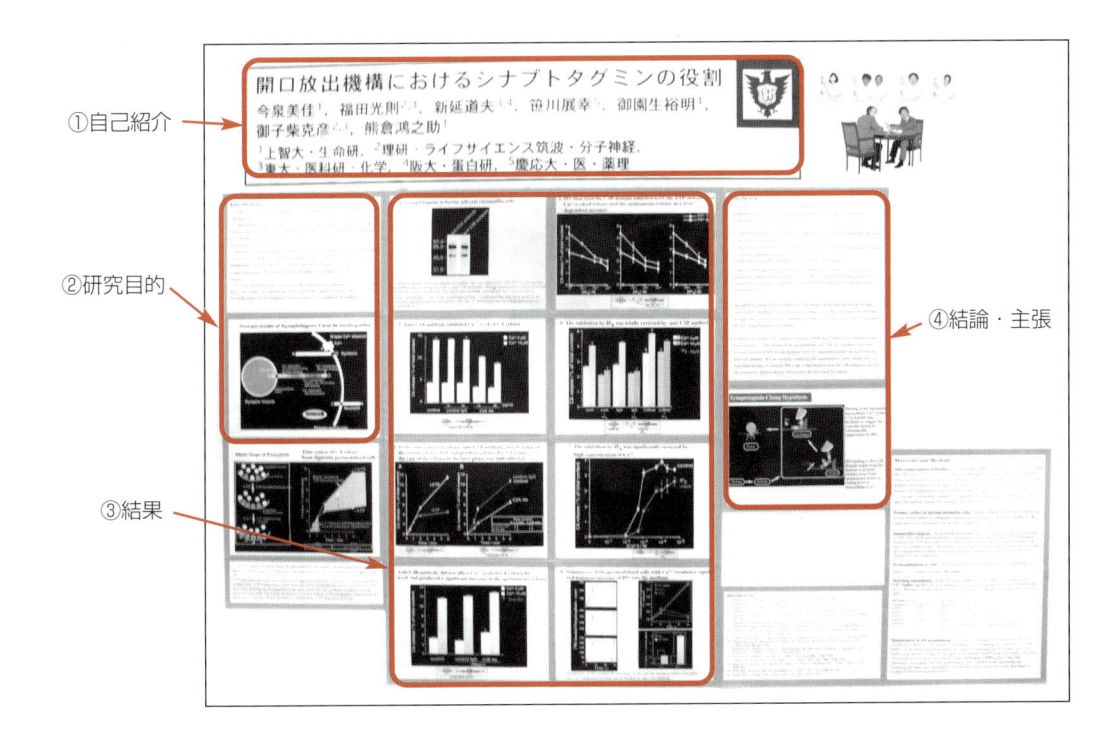

　短時間の説明では，細かく説明したい気持ちを抑えます．実験方法は結果の説明の時に一言述べる程度とし，最重要ではない結果は，とりあえず説明から省き，参会者からの質問に答えるなかで説明しましょう．

　なお，発表内容は，まず原稿にまとめてもよいと思いますが，練習時および発表当日は決して台本を読んではいけません（原稿を読むと声が単調になり，また視線も届かず，発表内容の説得力に欠けてしまいます．また，発表者の研究に対する意欲が相手に伝わらないどころか，自信がないと誤解されてしまいます）．当日は，参会者の目を見て語りかけるように，堂々と説明し，参会者に興味を抱かせ，多くの質問が出るようにがんばりましょう．

② 共同研究者の前で練習する

　1人で発表練習をした後，今度は共同研究者，研究指導者を前にして発表の練習をします．**説明がわかりにくい点，説明が足りない点などの指摘，意見を聞きます**．また，想定質問を実際に出してもらい，質疑応答の練習も行いましょう．自分だけの練習では気づかなかった貴重な意見を率直に受け止めて，説明をより説得力のあるものにしていきましょう．

　練習することで，発表内容の理解が深まり，発表に対して自信をもつことができるようになります（考察も深まり，論文を読み直したり，結論を修正したりすることもあるでしょう）．その結果，わかりやすい，惹きつけられるプレゼンテーションができるようになり，質問に対しても堂々と応じられるようになります．

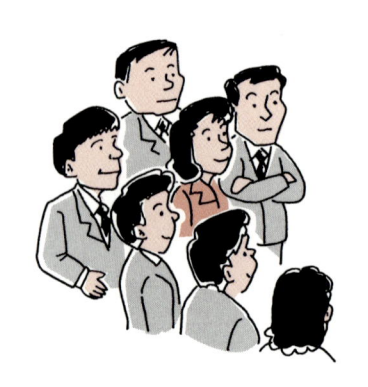

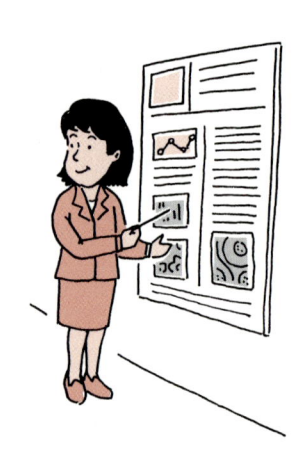

第3章 ポスター発表準備

2. 資料，その他の準備をしよう

> 掲示するポスターのほかに，補足データや配付用資料，ノート型パソコンを用いたプレゼンテーションなどを用意することにより，より印象に残る効果的なポスター発表になります．

1 ノート型パソコン

　実験結果に，動画像，三次元モデル画像などがある場合，**ノート型パソコンを持ち込むことで，効果的なプレゼンテーションが可能となります**（図1）．また，結論のスキームをアニメーション化し，パソコンを使って説明するのも効果的です．なお，発表前には忘れずにバッテリーを充電しておきましょう．

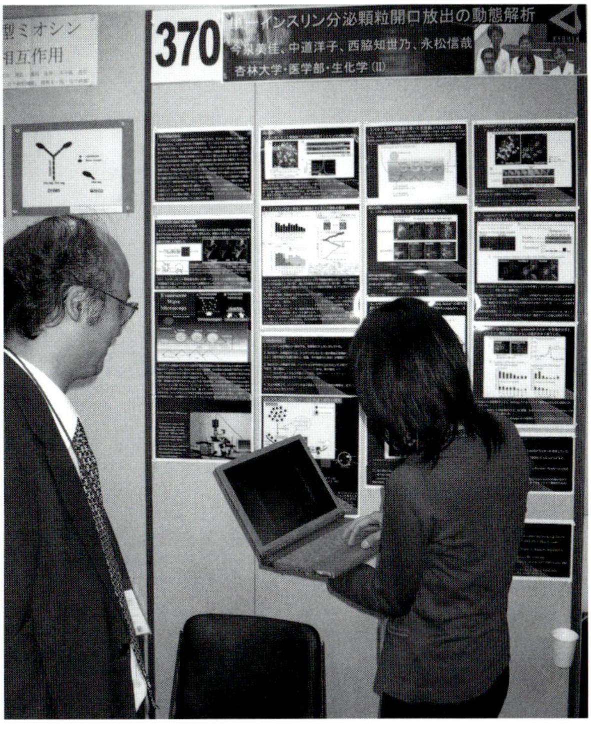

■図1　ノート型パソコンを使った例
筆者がノート型パソコンを使って，膵β細胞からのインスリン開口放出現象（QuickTimeMovie画像）を説明しているところ

2 補足資料

ポスターに掲示できなかった実験方法や結果などは，補足資料として持っていき，説明していて必要になったときに相手に見せると効果的です．筆者は，クリアファイルなどに資料を入れて持っていくか，ノート型パソコンに補足データ（PowerPoint）を入れておき，必要に応じて説明に使っています．

3 配布用資料（レジュメ）

自分のポスターおよび研究の宣伝のため，ポスター全体（または要約）の縮小コピーを配布する発表者が多くなってきました（図2，図3）．予算が合えば，普通紙にカラー印刷して配りますが，白黒の普通紙印刷でも喜ばれると思います．欄外に，連絡先としてメールアドレス，研究室のホームページアドレスを記載しておきます．

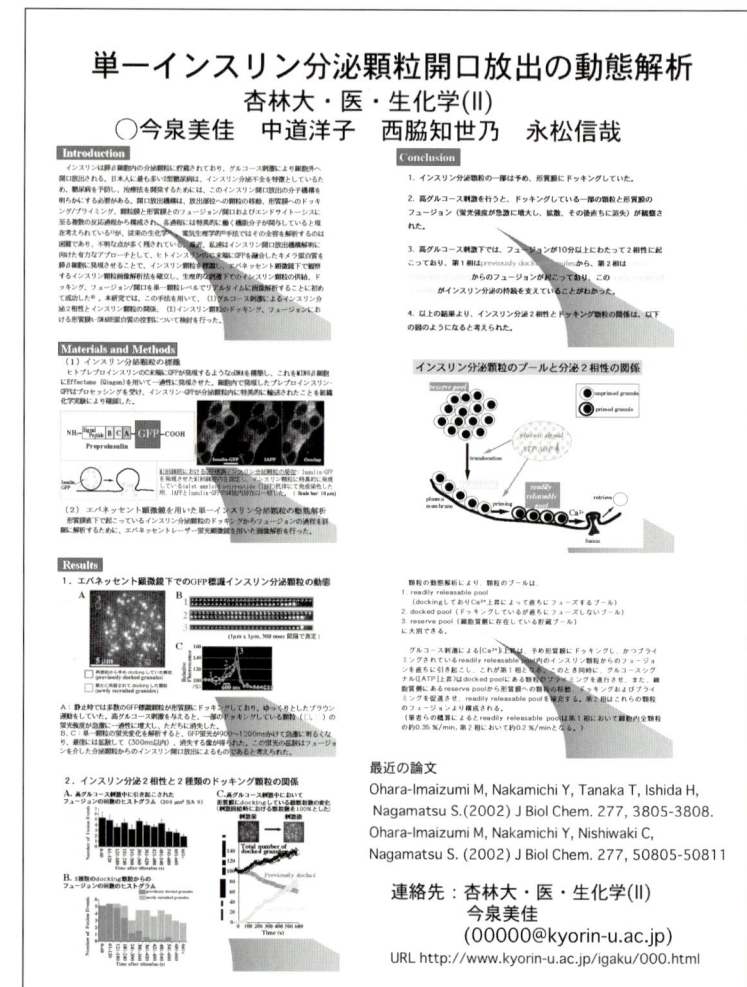

■図2　配布用資料の例

④ 論文別刷の掲示

　ポスター発表に関連した，自分や共同研究者の論文の別刷を資料として掲示します（図3）．発表者の研究が論文になって発表されていることを示すことにより，ポスター発表がより信頼されるはずです．

⑤ メッセージ受付箱

　留守中にポスターを見に来た人のメッセージ（質問，論文別刷請求など）や名刺を受け付けるため，メッセージ受付箱を用意します（図3）．箱には，「ご質問やコメント，論

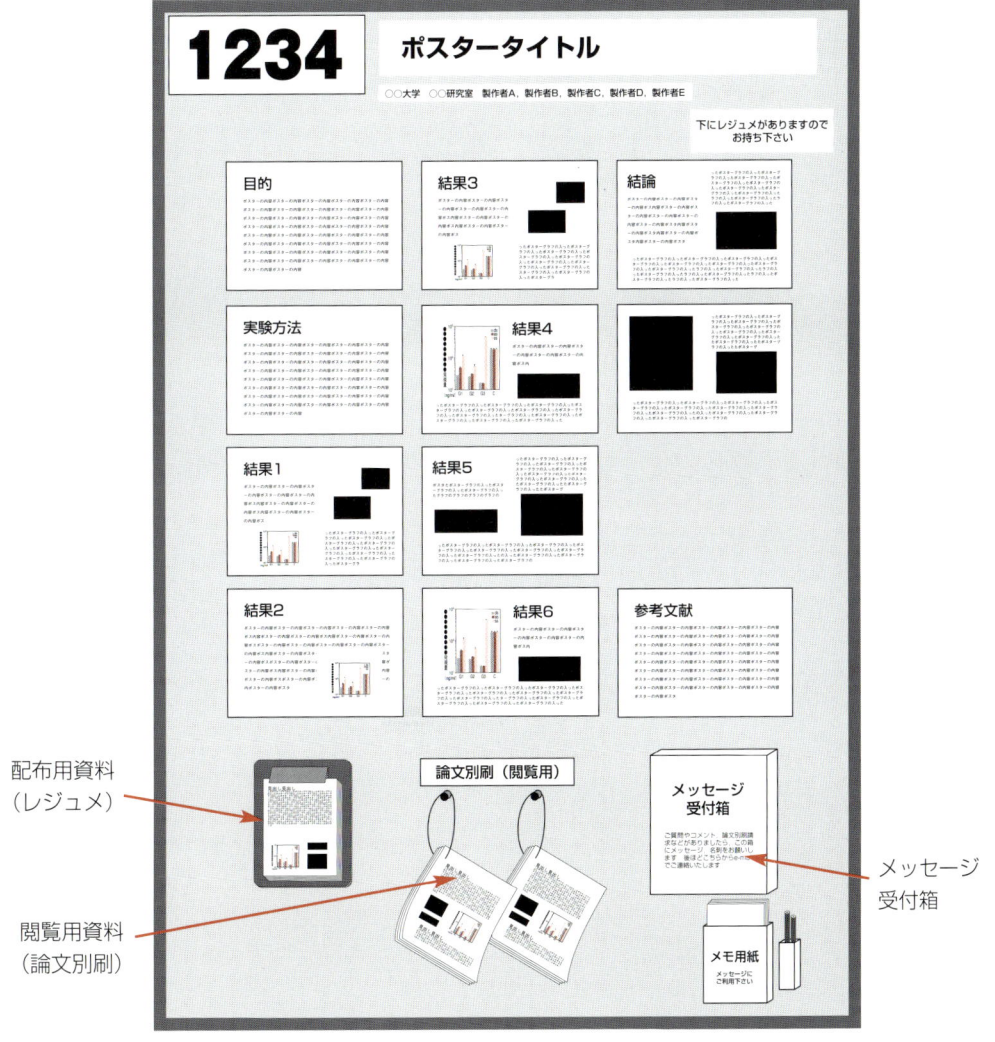

■図3　ポスターに配布用資料，論文別刷，メッセージ受付箱をレイアウトした例

文別刷請求などがありましたら，この箱にメッセージ，名刺をお願いします．後ほどこちらからe-mailでご連絡いたします」などと書いておきます（箱の横にメモ用紙とペンを置いておきます）．学会中は，まめに箱の中身を取り出し，メッセージを確認し，ファイルしておきましょう．可能ならば，メッセージの相手には会期中に直接会って，話をするのが理想的です．学会が終わり，**研究室に戻ったらすぐにメッセージの相手にメールで連絡を取りましょう**．学会後に，すぐに行動した方が，印象が強く，人脈も広がります．

6 名刺

名刺はほかの研究者との交流のため，また共同研究への足がかりに役立ちます．名前，所属，連絡先（e-mail）を記載した普通の名刺でもよいですが，若い研究者ならば，さらに**顔写真や研究テーマなどを記載したオリジナル名刺を自分で製作**し，相手に渡す方が，印象に残るはずです．

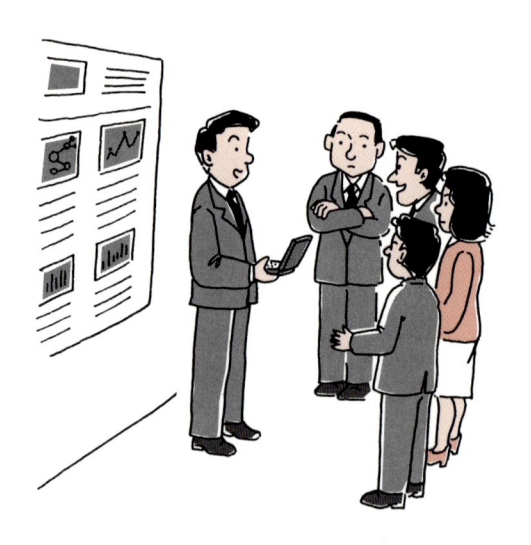

第3章 ポスター発表準備

3. 口頭発表をすることになったら

最近，多くの学会でポスター討論時間前にポスター発表者が参会者の前で口頭発表する企画が行われています．学会によっては，シンポジウムのショートスピーチに採択される場合もあります．口頭発表に選ばれた場合は，研究内容とともに自分自身を広くアピールするビッグ・チャンスなのですから，恐れずに挑戦しましょう．

1 ポスター発表者の口頭発表の形式

学会でのポスター発表者の口頭発表は通常以下の形式で行われています．

1．ポスター・プレビュー（図1）

大規模な学会でよく行われる形式のOHPシート1枚を用いた1〜2分間の口頭発表です．口頭発表希望者が行う場合が多く，多くの場合，質疑応答時間は設定されていません．

2．ポスター・セッションディスカッション（図2）

比較的小規模な学会でよく行われる形式です．学会側がポスター発表者のなかから何名かを選び，OHPシート1枚を用いて数分間の口頭発表を行います．通常，ポスター会場とは別の場所で行われ，座長がいて質疑応答時間が設定されています．

3．ポスター・ラウンドセッション

実際に掲示しているポスターの前で行われる数分間の口頭発表です．参会者は各ポスターを発表の順番に廻っていく形式です．普通，短時間の質疑応答時間も設定されています．

いずれの口頭発表も非常に短い制限時間が設定されており，その時間内に成果のすべてを述べることは困難です．このことを理解せず，短い時間内で，自分の出した結果を全てわかってもらおうと早口でせわしなく発表する人をよく見かけますが，これは逆効

■図1　口頭発表のOHPシートの例（1分間のポスター・プレビュー）

ポスタープレビューでは①タイトル，氏名，所属，②結論のイラストのみを簡単に紹介しています．

■図2　口頭発表のOHPシートの例（ポスター・セッションディスカッション）

ポスター・セッションディスカッションでは①タイトル，氏名，所属，②研究目的，③結果2点，④結論のイラストを簡潔に紹介しています．

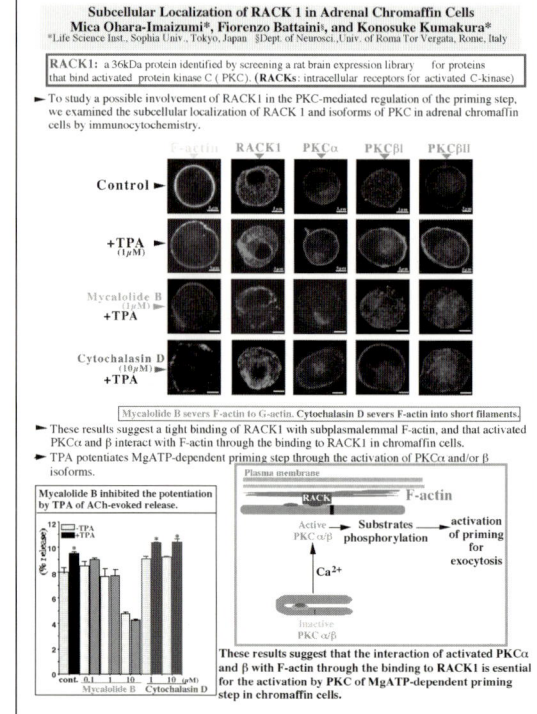

果であり，参会者は困惑してしまいます．

　このような口頭発表の場合は，参会者に短時間でポスターの内容をわかってもらおうとするのではなく，**口頭発表をポスターの宣伝のための絶好の機会と捉え，自分のポスターの主張，セールスポイントを第一に堂々と宣伝しましょう**．参会者に「このポスター発表をぜひ見に行きたい」「あのポスター発表者とぜひ討論してみたい」と強く思わせ，その気にさせる発表をするのです．そして，口頭発表後の討論時間に参会者が興味をもってポスター前に集まれば，その口頭発表はうまくいったといえます．

　本稿では，ポスターセッション・ディスカッションでのOHPシート1枚を用いた口頭発表（3〜4分）について紹介します．的確にまとめた発表原稿とOHPシートをあらかじめ作って練習を重ねれば，必ず成功するはずです．

2 口頭発表の原稿を作る

セールスポイントを要領よく発表できるようにまとめます．目安としては，

> ① 自分とタイトルの紹介（30秒）：自分を宣伝するチャンスでもあるのですから，研究テーマや興味についてぜひ一言話しましょう
> ② 研究目的（30秒）
> ③ 結果（1分）：目的に対しての重要な結果に限って簡潔に説明します
> ④ 結論・主張（1〜2分）：口頭発表において1番大切な部分です

3 OHPシートを作る

1枚の中に以下のものを見栄えよく載せます．カラーインクジェットプリンタなどでOHP印刷設定を選択して，プリンタ専用OHPシート（通常A4判）に印刷します（印刷後はよく乾かすこと）．

> ① タイトル，名前，所属
> ② 研究目的（1〜2行または図1点）
> ③ 結果（図1〜2点）
> ④ 結論・主張（図1点）

❹ OHPシートを利用して発表練習をする

　OHPシートができたら，割り当てられた時間内に自信をもって堂々と口頭発表できるように，何度も練習をしましょう．実際にOHPシートを映しながら声を出して発表練習することで，発表原稿を頭に入れていきます．よりわかりやすく原稿を改善しながら，台本なしで口頭発表できるように練習しましょう．この場合，**原稿の丸暗記ではなく，参会者に視線を向けて語りかけるような発表をめざします**（下を向いて台本を読むような発表は説得力に欠けますのでやめましょう）．また，共同研究者にも見てもらい，明解に主張を発表しているかどうか感想を聞き，欠点を直していきましょう．何度も練習することにより，自信がもてるようになり主張がわかりやすい，惹きつけられるプレゼンテーションができるようになります．そうすれば参会者からの質問にも落ち着いて答えられるようになります．

　なお，ポスタープレビューでの1〜2分間の口頭発表の場合は，自己紹介，タイトル紹介と主張のみを発表し，印象的なプレゼンテーションをしましょう．また，ポスター・ラウンドセッションの場合は，ポスターの発表練習〔第3章-1（72頁）〕で行った要領で，制限時間を設けて練習し，プレゼンテーションします．

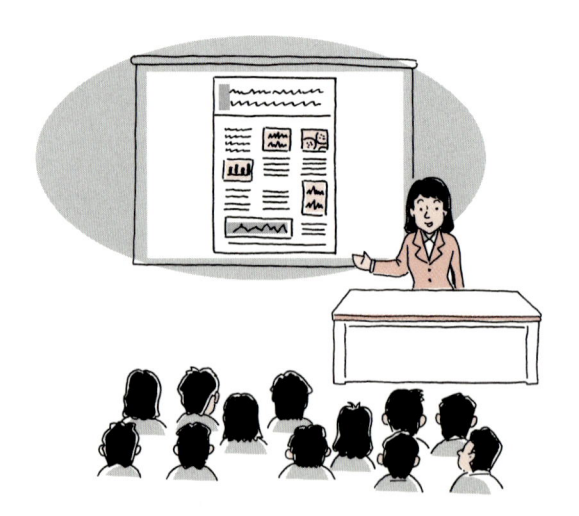

---

memo　OHPシートの保管について

　カラーインクジェットプリンタで印刷したOHPシートは，印刷後よく乾かします．しかし，よく乾かした後でも，OHPシートの印刷部分は耐水性に弱く，インクが剥がれやすいので，指で直接さわらないように気をつけます．筆者の場合，市販のOHP専用のA4サイズの透明なフィルムホルダーにOHPシートを保管しています．これを使うとOHPをフィルムホルダーに入れたままプロジェクター台に置いて投影できますから，インクに対して気をつかわずにプレゼンテーションができます．

第3章 ポスター発表準備

4. ポスター会場への持ち物リストを作ろう

> ポスター発表直前は，研究室を留守にするための手配などで大変忙しくなります．あらかじめ持ち物リストを作っておき，忘れ物のないようにしましょう．

1 ポスター

会場への移動中は何が起きるかわかりません．航空機にしても列車にしても手荷物として，鞄の中，あるいはポスター専用のケースに入れて肌身離さず持って行きましょう．したがって，あずける可能性のあるボストンバッグやスーツケースなどの旅行鞄には決して入れないこと．**特に海外での発表の場合，必ず機内持ち込み手荷物にします**．

2 ポスターのコピー

万が一，自分が持っていくポスターに何らかの不都合が起きた時のため，ポスターのコピーを1部製作し，研究室を出発する前に，一緒に会場へ行く共同研究者に託します（自分1人の場合は，オリジナルとは別の鞄に入れておきます）．最悪の事態が起きた場合にはそのコピーをすぐに貼ることができる体制をとっておきましょう．

3 文房具

うっかり破れてしまったり，修復が必要になった場合のために，文房具は必ず持参しましょう．修復用ハサミ，セロテープ，両面テープ，当日ミスに気づいた場合の修正用マーカーペン（複数色），また学会によっては画びょうを持参するよう指示される場合もあります．

4 討論用メモノート

討論した内容，情報，相手の連絡先などをメモするノート．このノートは相手に何か書いて説明したいときにも役立つはずですから，大きめのものがよいでしょう．

■ポスター会場への持ち物チェックシート

必要な持ち物を一覧表にしました．このほかに自分で必要と思うものがあれば追加してご利用下さい

持ち物	備考	チェック
ポスター	移動中は手荷物として鞄の中やポスター専用のケースに入れて持参する	☐
ポスターのコピー	コピーを1部製作し，出発前に一緒に行く共同研究者に託す（またはオリジナルとは別のカバンに入れておく）	☐
文房具	修復用はさみ セロテープ 両面テープ 修正用マーカーペン（複数色） 学会によっては画びょう	☐ ☐ ☐ ☐ ☐
討論用メモノート	相手に説明するときにも役立つので大きめのもの	☐
資料他	口頭発表用OHP ノート型パソコン 配布用資料 論文別刷 名刺 メッセージ受付箱 指し棒（レーザーポインターは使用しない）	☐ ☐ ☐ ☐ ☐ ☐ ☐
その他		☐ ☐ ☐

5 資料など

　　ノート型パソコン，配布用資料，論文別刷，名刺，メッセージ受付箱など．口頭発表用のOHPシートも忘れずに持ちましょう．また，指し棒（携帯用）もできれば持参して下さい．

memo　指し棒について

　　ポスター発表の場合，始めは1人に説明していても，だんだんとほかの参会者が集まってくることがよくあります．このような場合，指で差して説明していると，どうしてもポスターの前に立つことになり，ポスターがよく見えない人が出てきてしまいます．このような時，指し棒は便利です（なお，参会者はいろいろな角度からポスターを見ています．したがって，レーザーポインターの使用は危険なのでやめましょう）．

第4章

ポスター発表当日

ポスター発表当日の朝は，学会より指定された時間，すなわち①ポスター貼り付け完了時間，②討論時間，③撤去時間をもう1度確認し，会場へ出発しましょう．朝から忙しい1日になりますが，余裕をもってきちんとポスターを掲示し，討論時間に備えます．準備，練習してきた発表の日ですから，悔いのないよう，どうか自信をもって発表に臨んで下さい．

第4章 ポスター発表当日

1. ポスターを運搬し，パネルに貼ろう

いよいよ迎える学会発表当日は，指定された時間（演題番号，ポスター貼付完了時間，討論時間，ポスター撤去時間）を再確認し，リストにあげた持ち物をもち，余裕をもって会場へ出発します．

① 時間に余裕をもってポスターを貼る

当日はまず会場で受付を済ませ，画びょうや演者であることを示すリボンなどを受け取ります．次に自分のポスターボードを確認した後，さっそくポスターを貼りはじめましょう．実際にポスターを貼るには思いのほか，時間がかかります．A4～A3判のポスターを貼っていく場合，通常20分～30分かかりますので，**時間的に余裕をもってポスター会場へ向かいます**．また，ポスターは第2章-8（67頁）で練習したように，あらかじめ決めたレイアウト通りにていねいに貼っていきましょう．

なお，できれば個々の画びょうの受け渡しや，ポスターが真っ直ぐに貼られているかの確認などは共同研究者に協力してもらいましょう．また学会の用意するパネルが画び

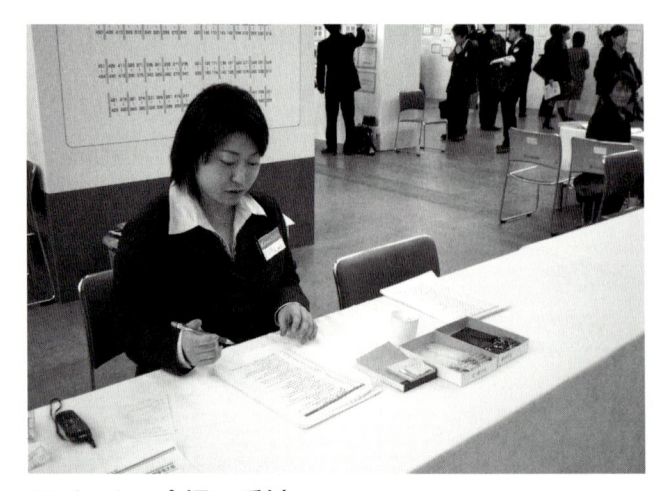

■ポスター会場の受付
ここで受付を済ませ，画びょう（紙コップの中）と演者であることを示すリボンを受け取る

ょうの刺しやすい親切な材質になっているとは限りません．特に海外では，むしろ堅く，刺しにくい場合が多いので，遠慮せずに金槌などを会場係に借ります．高い位置に貼る際に必要な，椅子や脚立も遠慮せずに借りましょう．

以下に会場に着いてからの手順を示します．

> ① 会場で受付を済ませ，画びょうやポスター発表の演者であることを示すリボンなどを受け取る
> ② 指定されたパネルに行き，ポスターを貼る準備をする
> ③ タイトルを高い位置に貼り，計画通りポスターを貼っていく
> ④ 共同研究者に協力してもらい，レイアウトの確認をおこなう

製作したポスターをレイアウト通りに貼る作業で注意しなければならないのは，あたりまえのことですが，きちんとていねいに貼ることです．発表会場へ実際に行ってみると以外とていねいに貼られていないポスターが多く見られます．以下の注意点を確認しながら，ていねいにレイアウトして貼っていきましょう〔第5章-2（118頁参照）〕．

■ポスターを貼る時の注意点

- ポスターは自分に割り当てられたポスタースペース内に貼ること（自分のスペースをはみ出して貼ることは見にくいだけでなく，隣の発表者に迷惑をかけることになります．あらかじめ余裕をもったレイアウトにしましょう）
- ポスターはそれぞれ真っ直ぐ貼ること（1つでも斜めになっているとだらしなく見えてしまいます）
- 隣合ったポスターとポスターの端が重ならないように貼ること．ポスター同士の間隔はよく考えて貼りましょう（空間をうまく使い効果的な配置にする）
- ポスターの四隅をしっかり貼ること（四隅のうち1カ所でもめくれていると大変見にくいものです）

2 パネルに貼ったポスターを最終確認する

　ポスターの縦横が垂直，水平になっているか，間隔が等間隔か，パネルの左右の余白は同じ位か，腰よりも低い位置にポスターが貼られていないか，配置を最終確認します。最後に配布用ポスター縮小コピー，論文別刷，名刺，メッセージ受付箱などをパネルに設置します。

第4章 ポスター発表当日
2. ポスタープレゼンテーションおよび質疑応答

指定された討論時間になったら，自分のポスターのパネル前に立ち，発表，討論を行います．準備し，練習してきた成果をようやく発表する時ですから，集中して，自信をもって発表に臨みましょう．

1 ポスタープレゼンテーションを行う

1. 積極的に説明しよう

　いよいよポスタープレゼンテーションが始まります．質問を受けた時以外は，黙ったままパネルの前に立っているというような消極的な態度では，自分の研究をアピールすることはできません．**興味をもってポスターを読み始めてくれた参会者に対して，積極的に「簡単に説明させていただけますか？」とたずねてみましょう**．参会者に「お願いします」といわれたら，あらかじめ発表練習しておいた4～5分間の説明〔第3章-1（72頁）参照〕を大きめの声で開始します．そうすれば，周りにいるほかの研究者も集まり始め，質問を受け，それに答えることにより，自然と良い討論が始まるはずです．

2. 相手の目を見て，誠意をもって熱心に説明しよう

　口頭発表よりもついリラックスしてしまうポスター発表ですが，発表中は，**相手の目を見て，誠意をもった態度で**説明しましょう．1対1で説明している場合は目を合わせやすいのですが，数人に説明している場合も視線を投げかけ，皆に聞こえる声で説明します．人前で話すのは不得意の人もいるでしょうが，研究者としての自分の主張を自信をもって的確に説明すべきです．その前向きな姿勢は，必ずほかの研究者に伝わり，新たな交流や共同研究のきっかけを作ります．

3. 討論時間以外にもポスターのそばにいよう

　ポスターが貼られている間は，できる限り自分のポスターのそばに居られるように1日の計画を立てます．討論時間以外でも要望があれば快く説明し，また配布用資料（ポスター縮小コピー，論文別刷，名刺）などの補充を行います．特に，**シンポジウムのコ**

ーヒーブレイクや昼休み中には，ポスター発表会場にやってくる人が意外と多く，自分の研究をアピールするチャンスが増えます．

以下に実際にポスタープレゼンテーションで得られたチャンスの例を紹介します．

■ポスタープレゼンテーションによる利点の1例

・討論をした研究者と仲良くなり新たな交流ができた
・同じ研究分野の研究者と共同研究のきっかけがつかめた
・著名な研究者と話し合う機会が得られた
・交流の深まった研究者と試薬・抗体・プラスミドの授受を行うことができた
・自分の論文を引用してもらうことができた

以上はほんの1例にすぎません．このように誠意をもって積極的にポスター発表を行うことで大きなチャンスが広がっていくのです．

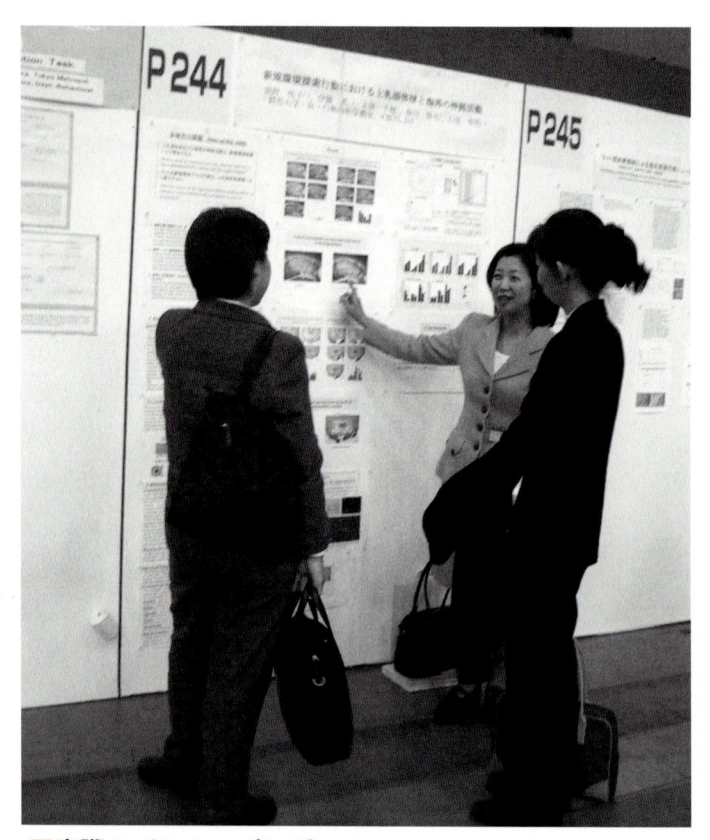

■実際のポスタープレゼンテーションでの1コマ

2 質疑応答

1. 質問をよく聞き，質問の主旨を正しく把握してから答えよう

　　参会者からの質問はよく聞いてから答えます．質問の意味がわからなかったら，あせらずに「○○についての質問でしょうか」などと聞き直し，**質問の主旨を正しく把握してから答えましょう**．なお，口頭発表とは違って，ポスター発表の討論時間には座長が居ませんから，数人の参会者から次々と質問される場合は，発表者自身が質問者を選び，討論をまとめる責任者になります．同じ人からの質問ばかり受けずに，集まった人全員から質問を受けるように配慮しましょう．発表者は誠意をもって質問・討論を整理します．

2. よかった討論，質問，コメントはメモしよう

　　討論時間中に参会者から受けたよいコメント，**質問や討論内容は，討論用メモノートに忘れずにすぐにメモしておきましょう**．討論中の参会者の質問により，今まで共同研究者とのディスカッションでは気づかなかった点に気づくことがよくあります．また当日説明している途中で，自分自身に新しいアイディアや疑問が浮かんでくることがあります．まず，簡単にメモをとっておきましょう．そして討論時間後にメモを整理します．これは，今後の研究の展開や論文製作の時に大きく活かされます．

3 ポスタープレゼンテーションでの注意点

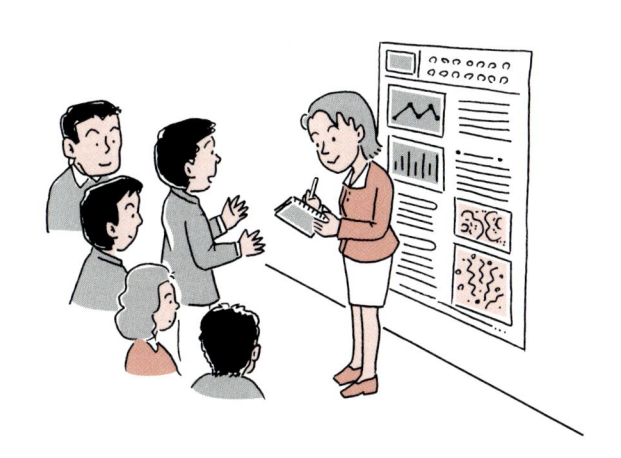

　　ポスタープレゼンテーションをおこなう場合に注意しておかなければならない点をあげておきます．普通に考えればあたりまえの事なのですが，実際に発表の場になると，なかなか自分でも気付かないことが多いものです．

1. 自分の討論時間と興味あるポスターの討論時間が重なってしまったら

　　学会側はポスター演題を専門分野ごとにまとめますから，多くの場合，自分と同じ専

門分野のポスターの掲示時間と討論時間帯は同じになってしまいます．討論時間は演題番号の奇数番号と偶数番号で分けられ，時間をずらして設定されることが多いのですが，ポスター発表者本人が説明を受けたいと思う演題が自分の発表の討論時間と重なってしまうことはよくあります．このような場合，簡単にあきらめずに，**あらかじめ発表者に討論時間前後に説明してもらう申し入れをしておきましょう**．同じ専門分野ならではの貴重な情報を逃してはいけません．

2. 同じ人との長い討論は避けよう

　参会者と意気投合してしまい，ずっと同じ人と長い討論をしている発表者を多く見かけます．特に同じような研究をしている参会者が来た場合に，専門的に話が合い，いつまでも2人で白熱した討論を続けているケースが多いようです．このような状況では，ほかの参会者は質問がしづらく，立ち去って行ってしまいます．これでは，せっかくのポスターを多くの人に説明するチャンスを逃してしまうことになり残念なことです．

　このような場合は，発表者は討論の場の責任者として，長い討論をある程度のところでまとめるか，研究上有意義な討論であると思ったら，一時的に中断し，「ゆっくりとディスカッションしたいので，討論時間後または後日話をしていただけますか？」などと，**再び会う約束を相手に誠意をもって申し入れましょう**．これは失礼な事ではなく，研究者である相手も申し入れを快く受け入れてくれるはずです．

3. 知人との雑談は避けよう

　研究室の先輩など，久しぶりに会う親しい知人がポスター発表に来た場合，ついうれしくなって，ポスター前で研究がらみの雑談をしてしまう発表者が意外に多くいます．このような雑談がポスター前で展開されていると，せっかくきた参会者はがっかりし，質問する気もなくなります．発表者への評価も下がってしまうでしょう．話は討論時間後にし，発表に専念しましょう．

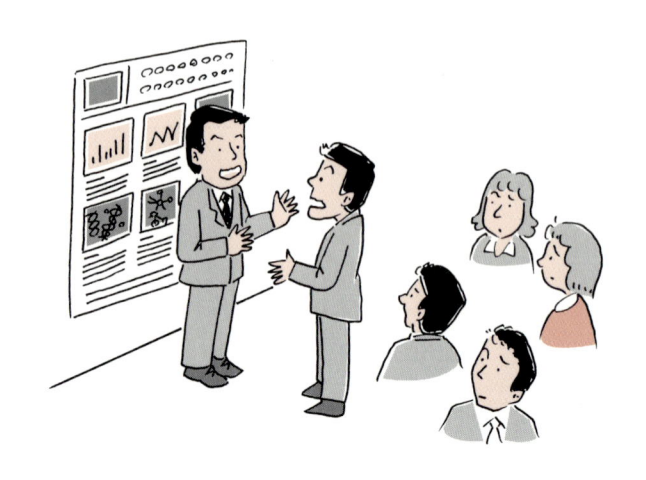

4. 国際会議での日本語でのプレゼンテーションは避けよう

　国際会議のポスター会場で日本人同士が集まり，日本語で説明し，長々討論している光景を残念ながら多く見かけます．これは，日本人以外の参会者が近づきにくい雰囲気を作り出し，また英語を話す気がないのではと，質問もしてもらえないでしょう．国際会議での大きなチャンスを逃がさないように気をつけましょう．

5. 質問を受けなくてもがっかりしないで

　ポスターを見に来る参会者が皆，発表者と同じような興味をもち，熱心に耳を傾け，たくさん質問してくれるとは限りません．せっかく熱心に説明しても，質問せずに帰る参会者も居るかもしれませんが，いちいちがっかりせずに，次の参会者にも，その次の参会者にも誠意をもって説明しましょう．そのうちの何名かは，よい質問，よい討論を必ずしてくれるでしょう．

■ポスタープレゼンテーションおよび質疑応答のまとめ

- 積極的に説明する
- 相手の目を見て，誠意をもって熱心に説明する
- 討論時間以外にもポスターのそばにいる
- 質問をよく聞き，質問の主旨を正しく把握してから答える
- よかった討論，質問，コメントはメモする
- 自分の討論時間と興味あるポスターの討論時間が重なってしまったら，あらかじめ発表者に討論時間前後に説明してもらう申し入れをしておく
- 同じ人との長い討論は避ける
- 知人との雑談は避ける
- 国際会議での日本語でのプレゼンテーションは避ける
- 質問を受けなくてもがっかりしない

---

memo　ポスターの撤去について

　学会から指定されたポスター撤去時間になったら，ポスターの撤去を始めましょう．ポスターを片付け，画鋲やリボンは受付に返却します．撤去せずに貼ったままにする発表者を見かけますが，学会側がその処分に困りますから，それはやめましょう．自分で貼ったポスターは責任をもって持ち帰ります．なお，持ち帰ったポスターは研究者の訪問を受けたときに自分の研究を説明するのに大変重宝します．せっかく作ったポスターですので，できれば研究室に戻ったら，ボードなどに貼り，廊下などの空いているスペースに掲示させてもらいましょう．

Note

第5章

ポスター良い例，悪い例

第1章から第4章にわたってポスター発表の計画・準備，製作・印刷および当日のプレゼンテーションまでを解説してきましたが，最後の章では筆者が実際に学会に行き，ポスター会場で取材したインパクトのある良いポスター例（実例）と悪い例（イラスト）を取り上げて解説します．特に良いポスター例に関しては，各先生方のご協力により，できる限り学会で発表したポスターをそのまま掲載させていただきました．各先生方の明快なポスター説明や質疑応答までは読者のみなさまにお届けできず残念ですが，非常に印象に残る独創的なそれぞれのポスターをご覧になり，ぜひとも自分自身のポスター発表の参考にしていただきたいと思います．

第5章 ポスター 良い例，悪い例

1. ポスターの良い例

筆者が学会で見た良い例をご紹介します．これらは研究内容，ポスター説明，質疑応答ともに優れたポスター発表ですが，特にポスターレイアウトが独創的であり，どれも見やすく分かりやすく，工夫があって人の目を引きます．実際に発表者とお話をしてみて製作に使用した機材，製作期間やどんなところに工夫をしたかなどをまとめました．また最後にポスター発表でのエピソードもお聞きしました．なお，ここでのポスター製作期間はレイアウト後の印刷だけの製作期間としている場合が多く，短い期間となっていますのでご了承下さい．

例1　製作者　柘植謙爾
三菱化学生命科学研究所ゲノムデザイン学ユニット特別研究員

ポスター製作時に使用したソフトウェア，パソコン，プリンタ：

Canvas（Ver3.0），クラリスワークス（Ver4.0），Macintosh（PowerMacG4/466），キヤノンBJ F360

用紙の大きさ，材質：

A4判で印刷の後，切り貼り，インクジェットプリンタワープロ用紙（三菱化学）

ポスター製作期間：

3日間

ポスター製作時に心がけた点，工夫点：

図に発表の優先順位をつけて，プリンターの用紙の大きさにとらわれることなく，最も発表したい事柄を最も大きな図で，細かい内容は小さな図で描くという具合に，メリハリを付けることを心がけました．この結果，図の大きさがまちまちになりましたので，見た目の美しさを出すために，できるだけ左右対称になるように配置しました．また，データのまとまりを際立たせるために，今回初めて色テープを使用して区切りましたが，我ながらよかったと思っています．

ポスター発表時に心がけた点，工夫点：

専門外の人が来ることを前提に，細かい実験法の説明はさておき，まずは実験を行った動機と結論をできるだけ簡潔に説明し，発表の内容に興味をもっていただくことで，相手の方

からの質問がでやすい状況になるように務めました．質問されてから初めてそれを細かく説明することで，その人の興味のレベルに応じた説明ができるように心がけました．

ポスター発表でのエピソード：

今のところ実利的な話はありませんが，学部の学生さんや，院生の方などの若い人に多数来ていただきましたので，将来これらの方々が研究者になったときに，共同研究などの「いい話」があることを期待したいところです．

ゲノムの4領域を色テープで区切っている

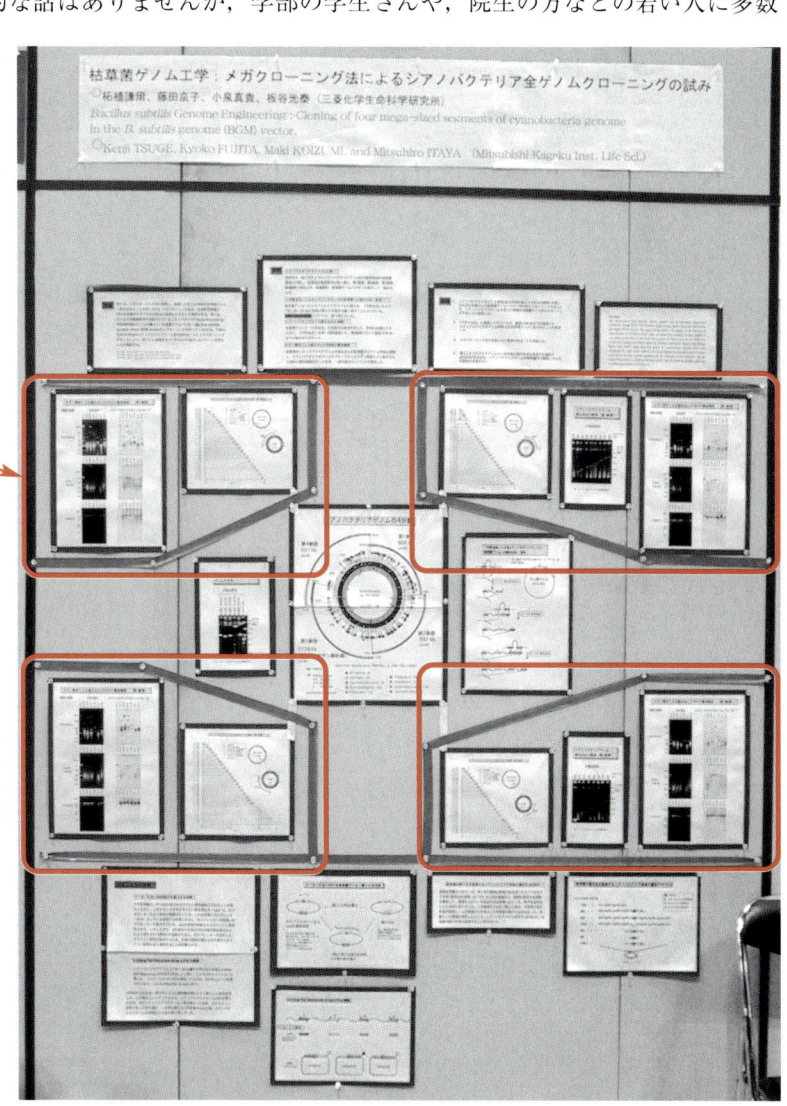

■例1　巻頭カラー写真1参照【発表者および共同研究者の許可を得て掲載】

第5章　ポスター良い例，悪い例

著者からのひとこと

レイアウトが非常に独創的で統一のとれた美しい構成のポスターです（全体）．シアノバクテリアゲノムの4領域について色テープで区切り，専門外の研究者にもわかりやすく説明しています．主張すべき点を，視覚に訴える印象的な形でまとめており，ポスター発表の長所をうまく活かしています．

例2

製作者　鏡味 裕
信州大学農学部動物発生遺伝学研究室助教授

製作者　江口淳一
信州大学大学院農学研究科修士課程修士1年生

ポスター製作時に使用したソフトウェア，パソコン，プリンタ：

PowerPoint，Macintosh，EPSON LP-3000C

用紙の大きさ，材質：

まずA4判，コピーワープロ中性紙〔PPC用紙〔大王製紙（株）〕〕に上述のカラープリンタを用いて印字した．この原稿をA3判コピーワープロ用中性紙に拡大カラーコピーした．

ポスター製作期間：

60時間

ポスター製作時に心がけた点，工夫点：

各用紙中（ポスターの各コマ中）の写真や文字をできるかぎり大きく見やすくした．ポスター全体の背景を統一し，全体として美しく仕上がるように工夫した．

ポスター発表時に心がけた点，工夫点：

ポスターを見せながら順を追って専門外の研究者にもなるべくわかりやすい説明を心がけた．

ポスター発表でのエピソード：

発表テーマと関連する高名な研究者と話し合う機会が得られた．またその研究者との情報交換ができ，研究論文の別刷りも得られた．

1. ポスターの良い例

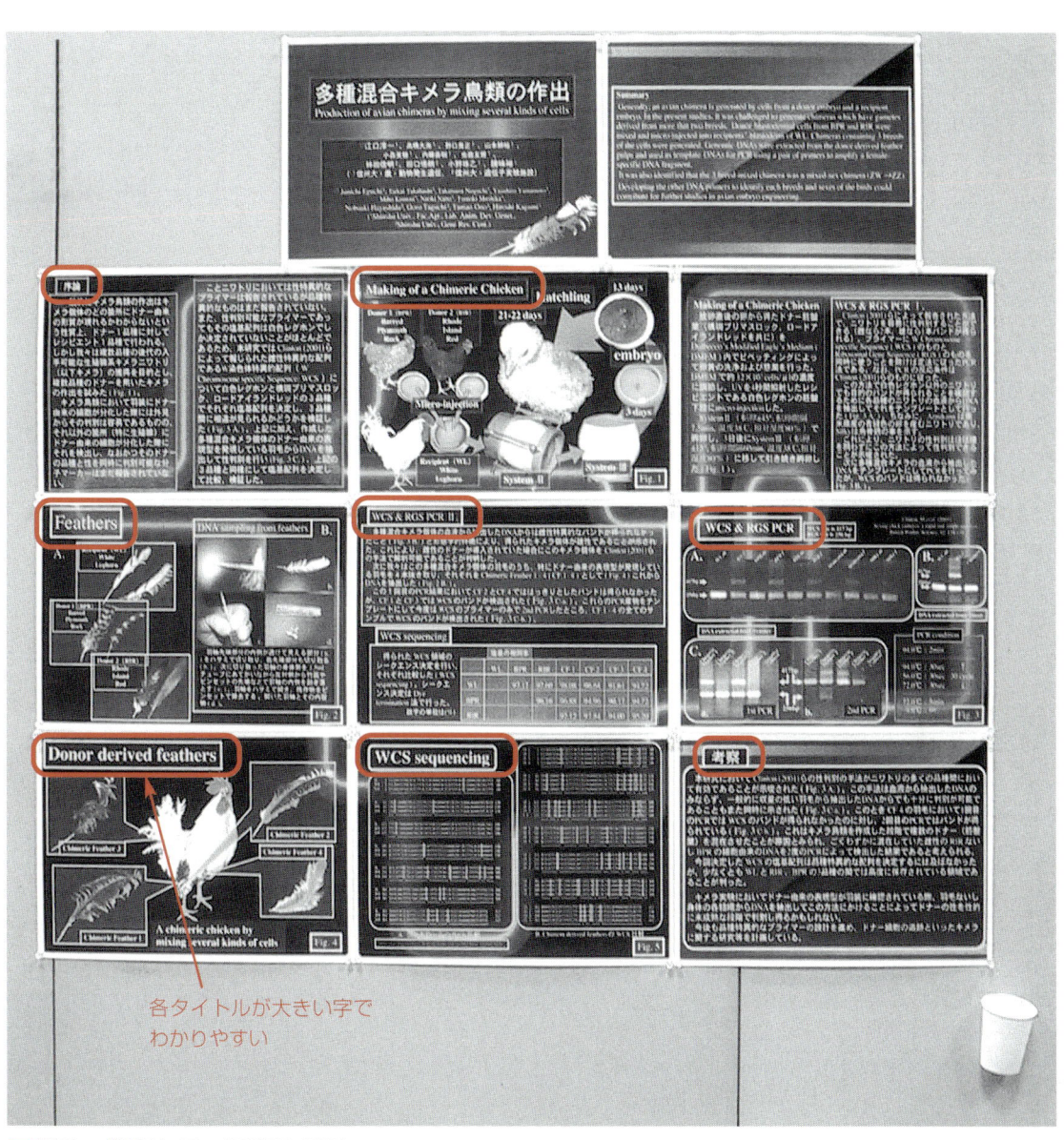

各タイトルが大きい字で
わかりやすい

■ **例2** 巻頭カラー写真2参照【発表者および共同研究者の許可を得て掲載】

著者からのひとこと
全体がていねいに統一された美しい配色で，参会者が思わず足を止めてしまうポスターです．各タイトルが大きい字なので情報の流れがわかりやすく，発表者が不在でも良くわかります．背景全体はトリの絵になっていて，見る側も楽しく魅力あるポスターになっています．

第5章 ● ポスター良い例，悪い例

例3	製作者　小島正己
	独立行政法人産業技術総合研究所人間系特別研究体研究員

ポスター製作時に使用したソフトウェア，パソコン，プリンタ：

Adobe Photoshop，Windows，EPSON LP-8800

用紙の大きさ，材質：

A3 or B4判，EPSONカラーコピー専用紙（純正品が理想的）

個人的には，1枚打ち出しは持ち運びが大変なので，A3 or B4判でつくって丸めて持って行くことが多い．台紙も紙に厚みがあれば使わない（マージン部分に適当な色をつけて台紙っぽくみせることもある）．写真のデータは光沢紙がよい．A4は小さいのでタイトル・レジェンドを含めて打ち出すと全体が小さくなる気がする．

ポスター製作期間：

1週間

ポスター製作時に心がけた点，工夫点：

①短くCatchyなタイトルで，②各図に番号とわかりやすいタイトルをつける，③簡単なレジェンドをつける．多いと読んでもらえない気がするので図あたり数行にする．質問されたら詳しく説明する，④写真が多かったのでコントラストがつくような背景色をつける（しかし，インクがもったいないので今回は写真の周囲だけを色つけするのがいいと反省している），⑤個人的趣向として，結果は向かって右に集め，イントロ・方法・結論は最右列に集めている．結論にはモデル図などをつけて説明時に使う．

ポスター発表時に心がけた点，工夫点：

①講演同様，たくさんの人が一気に来た時は，端に立ってアイコンタクトをしながらみんなに全体を説明する，②個人的に来たときは，質問された図のところに立って丁寧に説明する．③質問がなんとなくわからなかった時は，慌てて答えないで「こういう質問ですね」と聞きなおして確認した後，答える，④ポスターの場合，相手の顔の様子で，自分が変な答えをしているかどうかがわかりやすい．当然，興味をもっているかどうかもわかる，⑤ポインター代わりにペンを使う，⑥貼り切れないデータは，問題がなければファイルケースなどで持っていき，説明を補足する，⑦よい質問やアイデアは，ノートに必ずメモをとって持ち帰る．

ポスター発表でのエピソード：

①今までの発表では，共同研究のきっかけがつかめたり，試薬・抗体・プラスミドをもら

うことができた，②タイトルの所属に続いて自分のメールアドレスを付け加えておくと「後で連絡してください」と言いやすい（指導される立場での発表の場合は要注意），③ポスターは内容が知りたいことに加えて，個人的に接してみたいという興味をもって訪問されるケースが多いと思われる．プラスミドの授受を行った人の訪問を受けることもあるし，だれが来るかわからないので（論文のレフリーなど）手は抜けない，④外国での発表の場合，読んだことのある論文の著者に会えることがありおもしろい，⑤荷物が重くなるが，関連した仕事の論文のコピー（別刷り）などを渡す機会にもなり，こちらの研究により興味をもってもらえるし，渡すと喜ばれる．

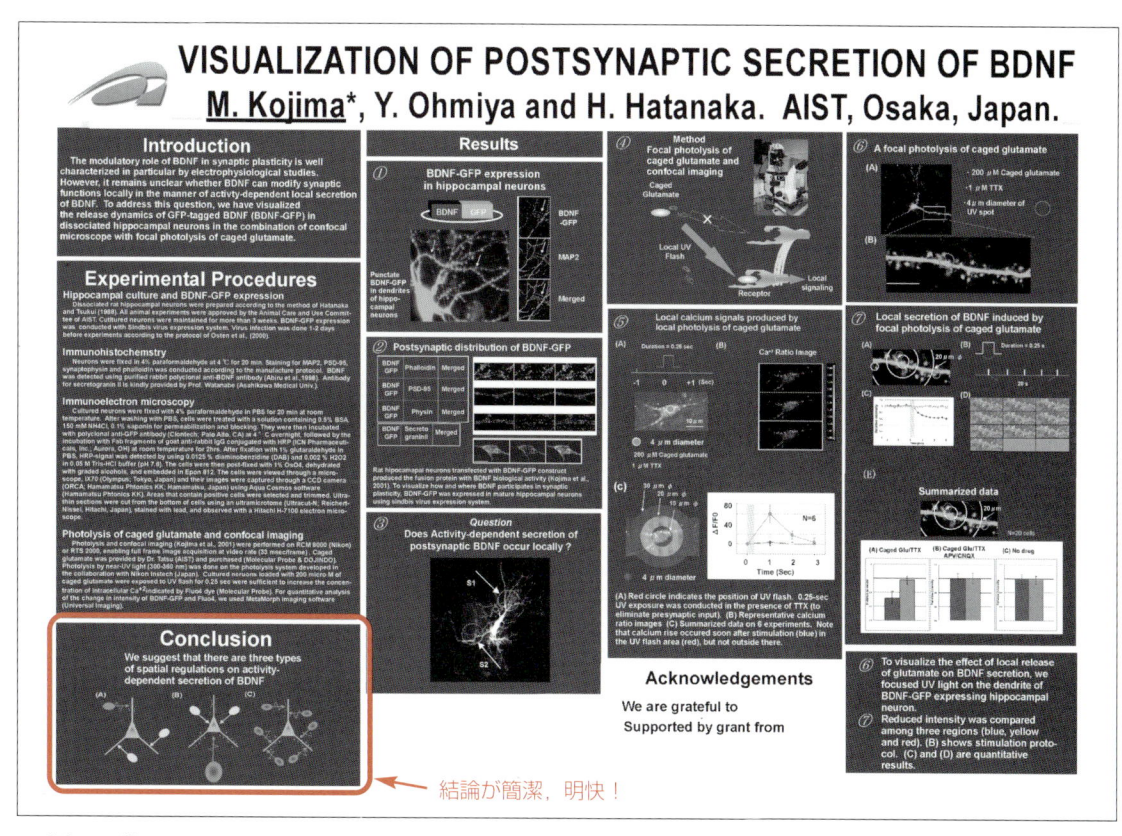

■例3　巻頭カラー写真3参照【発表者および共同研究者の許可を得て掲載】

著者からのひとこと

全体のバランスが良く，配色の美しいレイアウトです．タイトルが大きくわかりやすく，結果も情報量を絞り，本当に伝えたい主張が見る側に伝わってきます．また，結果の番号が大きく，発表者が不在でも情報の流れが非常にわかりやすくなっています．特に結論（Conclusion）が簡潔，明快で見事です．

例4

製作者　小泉修一
国立医薬品食品衛生研究所安全性生物試験研究センター薬理部第一室室長

ポスター製作時に使用したソフトウェア，パソコン，プリンタ：
Adobe Illustrator，Macintosh，HP DesignJet5000

用紙の大きさ，材質：
B0判，半光沢紙

ポスター製作期間：
3時間

ポスター製作時に心がけた点，工夫点：
シンプル．大きな図．目立つ．日本の学会では日本語で．同じラボのポスターが隣同士の時はフォーマットをそろえる．

ポスター発表時に心がけた点，工夫点：
パソコンを持参して追加データ・動画を見せる．別刷りまたはポスターの縮小版を置く．

ポスター発表でのエピソード：
共同実験者に愛犬の名前を入れて怒られたが，それが縁で良好な共同研究に発展した．

1. ポスターの良い例

アストロサイト由来ATPによる海馬のグリア-神経細胞連関

小泉 修一、津田 誠、重本-最上 由香里、井上 和秀
国立衛研・薬理

研究の背景

アストロサイトなどグリア細胞が、神経伝達をダイナミックに制御していると考えられるようになってきた。実際glutamateは[Ca^{2+}]i依存性にアストロサイトから放出され神経伝達を亢進する（Araque et al., Trends Neurosci 22, 208-215, 1999）。細胞外ATPによるアストロサイト–神経細胞間情報伝達機構の存在を明らかにする目的から、海馬初代培養細胞のCa^{2+}及びATPイメージングによる検討を行った。海馬アストロサイトでは、機械刺激により近傍のアストロサイト間へ伝播するCa^{2+}-waveが観察されるが、これはapyraseやP2受容体拮抗薬で抑制されることから、ATPの放出と拡散に起因していると考えられた。このATP放出と拡散は、好感度VIMカメラとルシフェリン-ルシフェラーゼ反応の応用により、画像としても確認された。海馬神経細胞では、glutamateの神経伝達による自発的Ca^{2+} oscillationが認められるが、ATPをglutamate放出を抑制することによりこのCa^{2+} oscillationを消失させる（Koizumi & Inoue, Br.J.Pharmacol., 122, 51-58, 1997）。神経・グリア共培養細胞で、アストロサイトの機械刺激を行うと、アストロサイトのCa^{2+} waveと共に神経細胞のCa^{2+} oscillation抑制が観察された。このCa^{2+} oscillation抑制作用は、apyrase/adenosine deaminaseにより消失した。以上、アストロサイト由来のATPが、海馬の神経伝達をダイナミックに制御していることが明らかとなり、中枢神経–グリア細胞間の液性細胞間情報伝達物質としてのATPの重要性が示唆された。

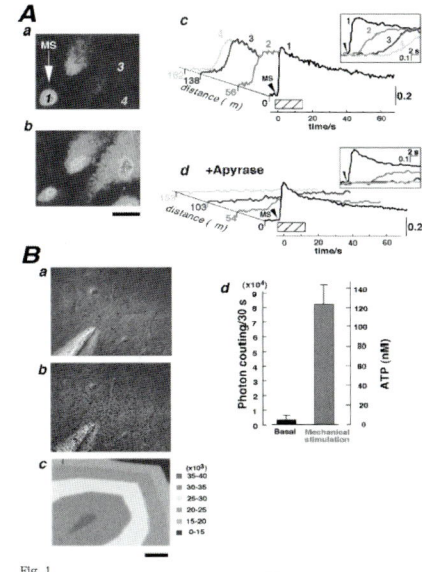

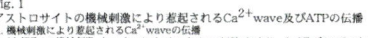

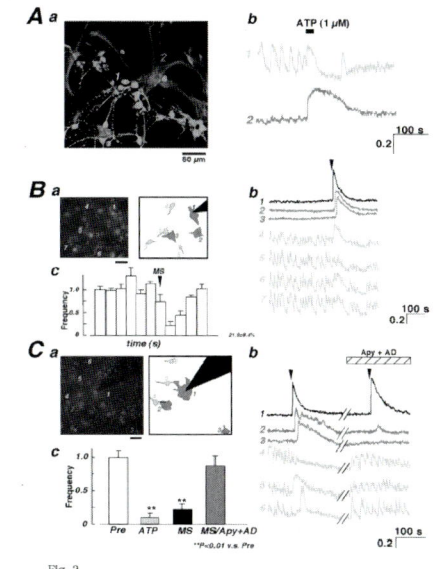

結論が大きい字で簡潔にまとまっている

結論
1. ATPはアストロサイトより放出され拡散する。これによりアストロサイトのCa^{2+} waveの伝播が惹起される。
2. 機械刺激により放出されたATPは、近傍の神経細胞に作用し、神経伝達を抑制する（glutamate放出抑制）。
3. 以上、海馬アストロサイトはATPを介し、神経伝達をダイナミックに制御していることが明らかとなった。

■例4　巻頭カラー写真4参照【発表者および共同研究者の許可を得て掲載】

著者からのひとこと
イメージングを疑似カラーで表示しているため、色が多く使われていますが、非常にすっきりとした印象でよくまとまっています。掲載内容を大切な情報だけに絞り、背景を白に統一し、文字を黒としたことでシンプルでわかりやすいポスターになっています。結論を大きな字で簡潔にまとめています。

例 5	**製作者　畑山寿之**
	味の素株式会社ライフサイエンス研究所研究員

ポスター製作時に使用したソフトウェア，パソコン，プリンタ：
　　PowerPoint XP，Windows（IBM Think Pad），EPSON PM-9000C

用紙の大きさ，材質：
　　B0判 2 枚，マットロール紙（EPSON PMSP36R3）

ポスター製作期間：
　　5 時間

ポスター製作時に心がけた点，工夫点：
　　きれいに，わかりやすく，しかし実験事実を正確に表現することを心がけました．

ポスター発表時に心がけた点，工夫点：
　　研究の独創性・発展性を理解してもらえるように説明．説明のための支持棒は持参．

ポスター発表でのエピソード：
　　熊本大学，浜松医科大学，九州大学，東北大学などの多くの先生方との共同研究のきっかけになりそうです．

1. ポスターの良い例

（タイトルの文字が大きい）

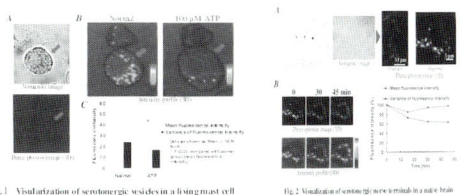

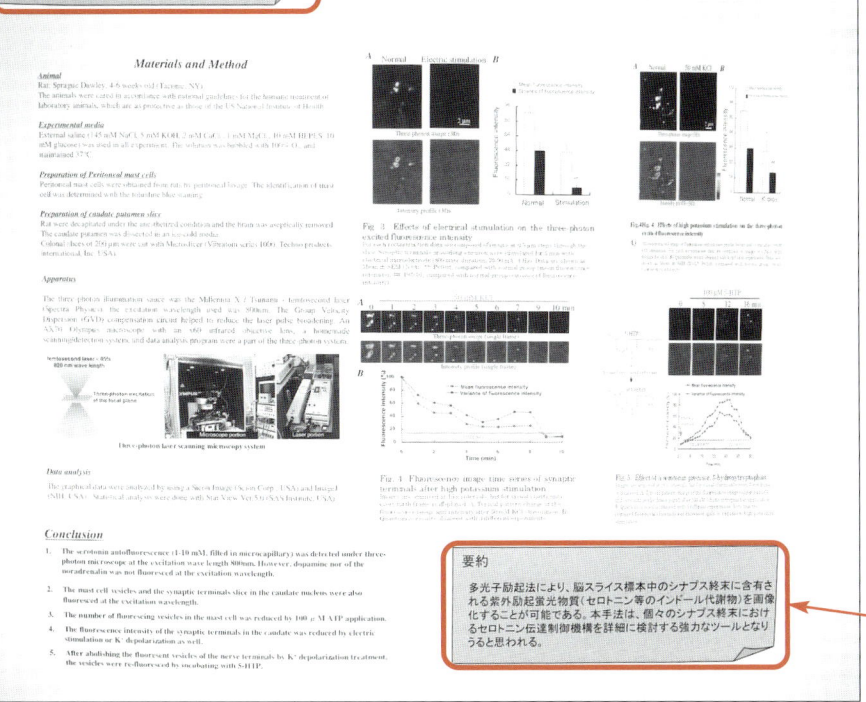

（目的の文字が大きい）

（要約の文字が大きく印象に残る）

■例5　巻頭カラー写真5参照【発表者および共同研究者の許可を得て掲載】

著者からのひとこと

配色，レイアウトともに統一され，洗練されたポスターです．タイトル，目的と要約の字が大きく，印象に残ります．実験方法および結果のイメージングのデータも必要なものだけを絞込んでバランス良く掲示し，発表者不在でも要点がわかりやすく，記憶に残る発表です．

第5章　ポスター良い例、悪い例

例6	製作者　篠田 陽
	大阪大学大学院理学研究科生物科学専攻 分子細胞生物学講座比較生理学研究室博士後期課程3年

ポスター製作時に使用したソフトウェア，パソコン，プリンタ：

Microsoft Excel，Adobe Photoshop，Adobe Illustrator（最終出力はIllustrator），Macintosh（PowerBook G4 550MHz），EPSON LP-8200C（ネットワークカラーレーザープリンタ），FUJIX Pictrography 3000（電顕写真を印刷するという目的で使用）

用紙の大きさ，材質：

B4判，普通紙

ポスター製作期間：

推敲過程や実際の切り張りを含め4日程．

ポスター製作時に心がけた点，工夫点：

足を留められるようなタイトル，各頁に明解なサブタイトル，専門外の人でもわかりやすいようにマンガを多用（多少軽めになる難あり），図中のフォントを統一（日本語：OSAKA等幅，英数：Helvetica Bold），フォントサイズの選択（基本的に20ポイント以上を使用），台紙の使用（マンガが軽いので抑えめの濃い群青色の配色を使用）．

ポスター発表時に心がけた点，工夫点：

声をはっきり出す．聞き手の理解度に応じて，同じ説明でも詳しく話す場合と簡単に触れるだけにとどめる場合とを使い分ける．

ポスター発表でのエピソード：

月並みですが学会ごとに「今回はどこまで進みました？」という感じで見にきてくれる顔なじみが少しずつですが増えていくのは嬉しいです．あと，「おもしろいですね」とひとこと言ってもらえるだけで，発表をした甲斐があったなと思えますし，次の研究への励みにもなります．

1．ポスターの良い例

タイトルがすば
らしい！

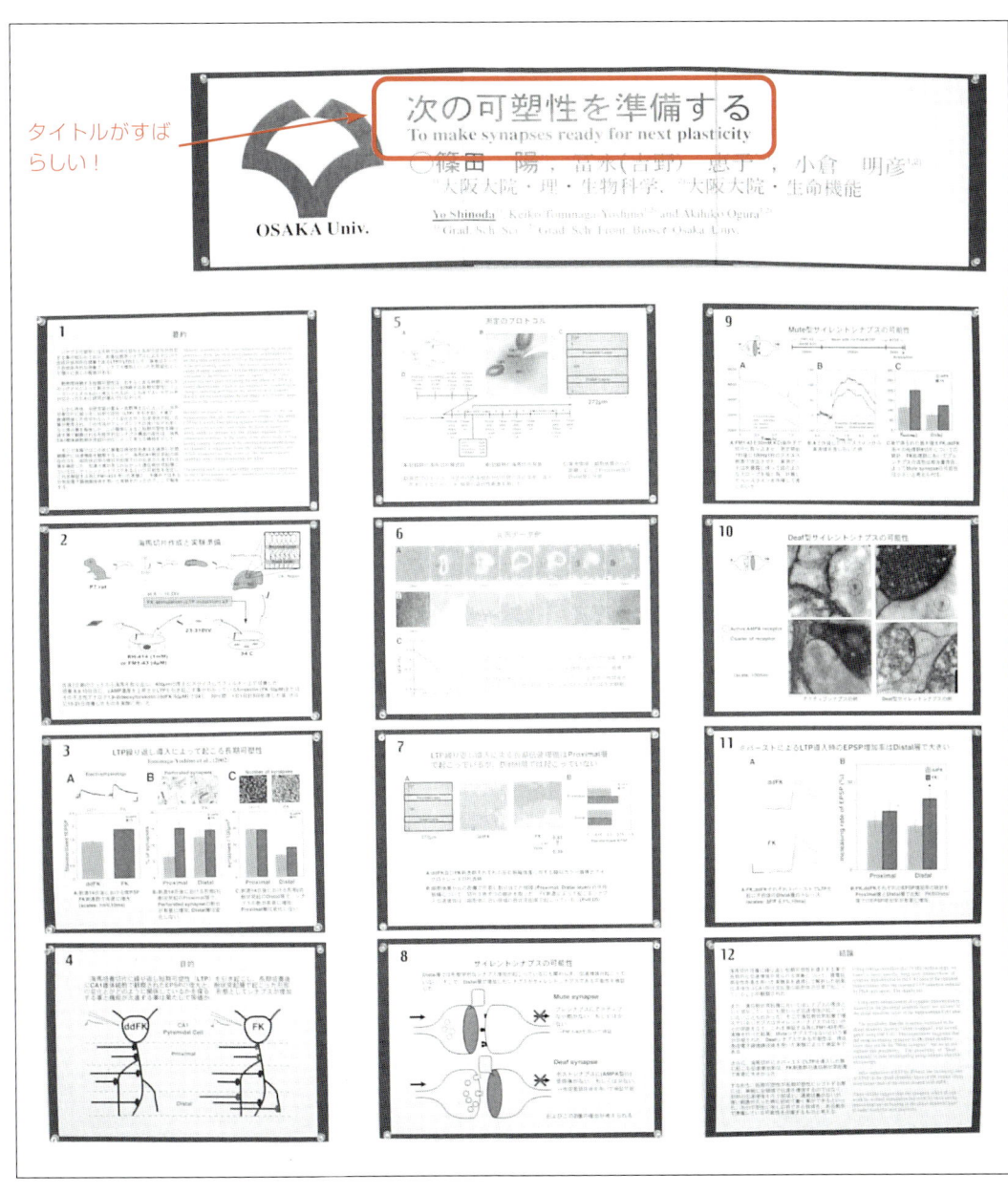

■ 例6　巻頭カラー写真6参照【発表者および共同研究者の許可を得て掲載】

> **著者からのひとこと**
> 統一のとれたレイアウトと明るい配色でわかりやすいポスターですが，何といってもタイトルがすばらしいと思います．筆者は大きな文字で書かれた印象的なタイトルにまず引き寄せられました．テーマであるタイトルが頭に入り込んでいるので結論まで集中して興味深く説明を聞くことができました．説明はイラストを多く用いてわかりやすく解説しています．

第5章　ポスター良い例、悪い例

例7

製作者　伊東華奈子
東京医科大学第一生理学教室研究助手
製作者　持田澄子
東京医科大学第一生理学教室教授

ポスター製作時に使用したソフトウェア，パソコン，プリンタ：

PowerPoint2000（ポスター製作），Origin 7（グラフ製作），Prism 3（トレース製作），Windows（DELL Dimension 4500C），EPSON PM-2200C

用紙の大きさ，材質：

B4判，普通紙

ポスター製作期間：

10日間

ポスター製作時に心がけた点，工夫点：

貼り付け可能枚数を算出してから，構成及びレイアウトを考えた．その時，グラフ番号の位置が揃うようにした．グラフに番号及びタイトルを付け，見る順番及び実験意図がわかるようにした．また，グラフから読み取れることを説明文の最後に目立つ色で示した．背景色もプリントした．

ポスター発表時に心がけた点，工夫点：

相手の目を見てゆっくりと話し，質問には簡潔に答えるように心がけた．メカニズムに関するスキームをポスターとは別に製作し，それを手で持ちながら個々の実験意図の説明時に使用した．

ポスター発表でのエピソード：

さまざまな分野の研究者から技術的なことやちょっとした思いつき的なこともコメントとしていただくことができました．また，質問者の研究内容を知ることで自分の知識を広げることができました．

1．ポスターの良い例

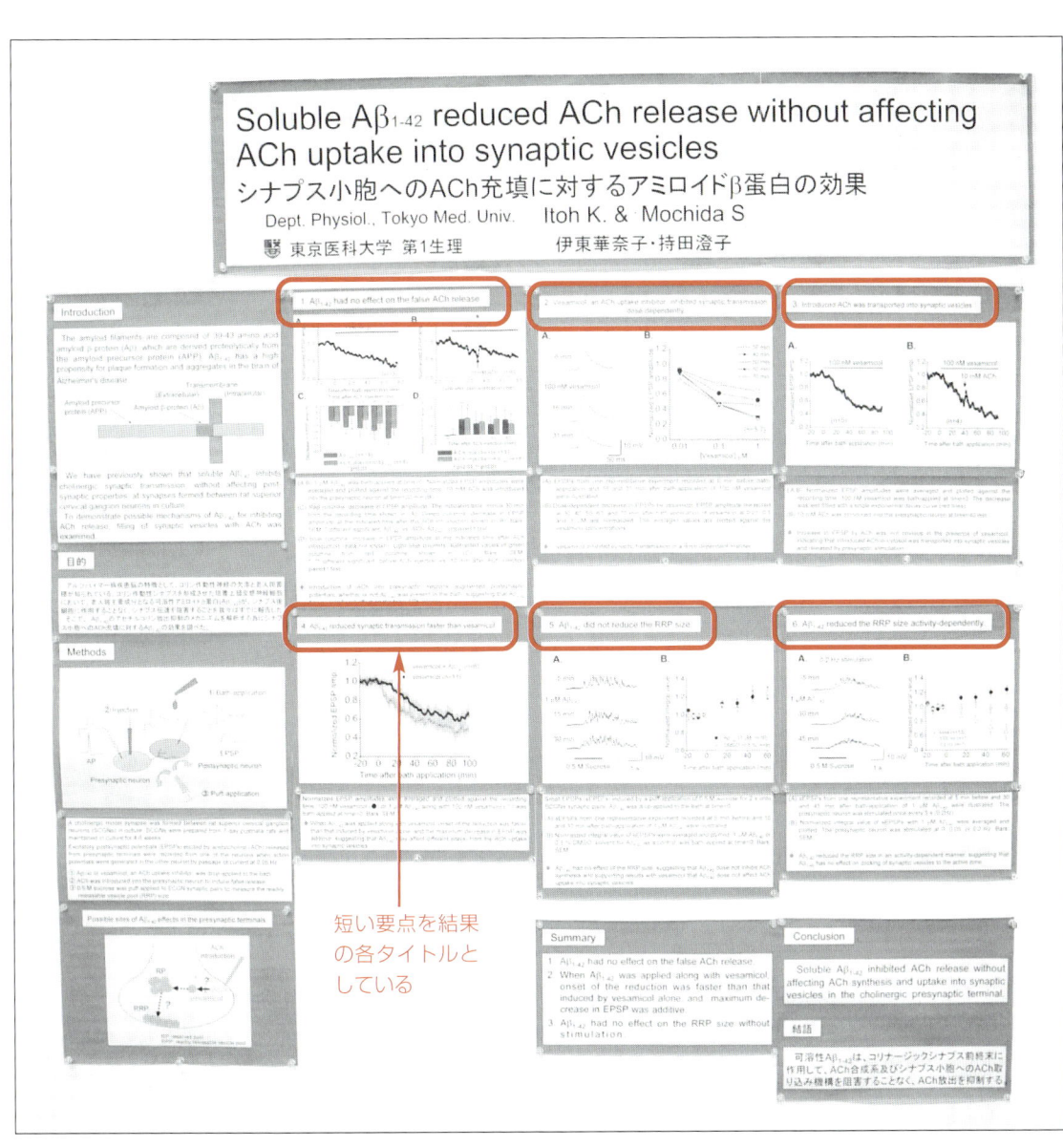

■例7　巻頭カラー写真7参照【発表者および共同研究者の許可を得て掲載】

> 短い要点を結果
> の各タイトルと
> している

著者からのひとこと

オーソドックスなポスターですが，落ち着いた配色でていねいにわかりやすく作られており，集中して見ることができました．特に，短い要点を結果の各タイトルとして掲示している点が良く，結果を追うことでまとめながら結論へと導かれて，参会者にとっては理解しやすいポスターです．

第5章　ポスター良い例、悪い例

例8 製作者　小山隆太
東京大学大学院薬学系研究科薬品作用学教室大学院生
（発表当時修士2年生，2003年4月より博士1年）

ポスター製作時に使用したソフトウェア，パソコン，プリンタ：
　　PowerPoint2000，Windows，EPSON MC-10000

用紙の大きさ，材質：
　　A0判2枚，普通紙

ポスター製作期間：
　　構想（1日），パソコン作業（2日），印刷（1日），計4日間

ポスター製作時に心がけた点，工夫点：
　　心がけた点：製作時には，常にポスターを見る方の立場を考えることを心がけています．いきなりパソコン作業をおこなうのではなく，一度構想を紙に描いてからそれを批判的な眼で見つめ直し，改訂しながら製作しています．

　　工夫点：メインデータを大きい図にすること．色調を統一しつつも，目を引くものとすること．字を大きくすること．

ポスター発表時に心がけた点，工夫点：
　　心がけた点：質問者の立場に立つようにすること．相手の表情を観察しながら話すこと．

　　工夫点：質問者にメインデータを印象付けるように，メインデータを大きく表示し，説明時間を長くすること．

ポスター発表でのエピソード：
　　全体として目を引くことができたせいか，分野外の方にも，興味をもってポスターの前に立ち止まっていただき，さまざまなコメントをいただくことができたとともに，自分の研究をアピールすることができました．

1. ポスターの良い例

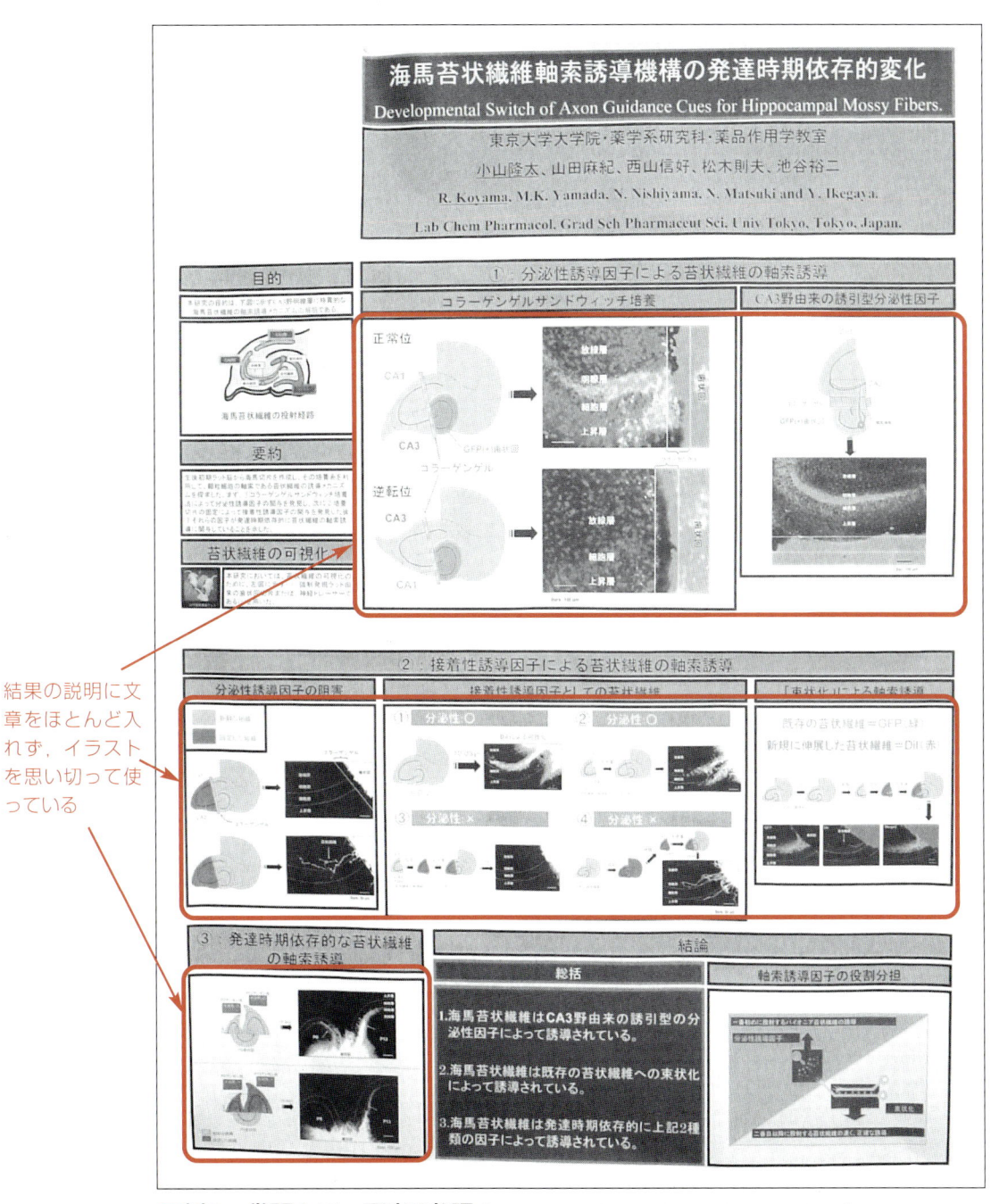

結果の説明に文章をほとんど入れず，イラストを思い切って使っている

■例8　巻頭カラー写真8参照【発表者および共同研究者の許可を得て掲載】

第5章　ポスター良い例，悪い例

著者からのひとこと

思わず目に飛び込んでくる印象の強いポスターです．目立つ色調の配色も良いのですが，結果の説明にはイラストを用いており，文章をほとんど記載せずに視覚に訴える効果的なポスターになっています．大学院生らしい思い切った独創的なまとめ方に惹きつけられます．

例9	**製作者　大久保洋平**
	東京大学大学院医学系研究科細胞分子薬理学教室院生（博士3年）

ポスター製作時に使用したソフトウェア，パソコン，プリンタ：

Adobe Illustrator（Ver9.0），Adobe Photoshop（Ver5.5），Macintosh，EPSON MC-10000

用紙の大きさ，材質：

B0判，厚手マット紙ロール（EPSON）

ポスター製作期間：

手持ちの図をレイアウトし直しただけなので2時間程度

ポスター製作時に心がけた点，工夫点：

与えられたスペースを目一杯つかう．ただし地面から1メートル程度の高さは確保する．題名，図，説明の文字を極力大きくする．図の説明は必要最小限にする．説明に必要十分なデータだけを掲載するようにする．図と図の間には適度なスペースを空け，番号を振る．目的，要約，結論の部分には背景に色をつけ，メリハリをつけた．

ポスター発表時に心がけた点，工夫点：

必要最小限の説明にとどめ，簡略・迅速な説明を心がける．細部はさらに質問されたら答えるというかたちにする．模式図を有効に活用して，視覚に訴える説明をする．ネガティブデータや実験の苦労話は極力披露しないようにする．

ポスター発表でのエピソード：

自分の論文を引用してもらえた．自分が使用したプラスミドについての問い合わせが増えた．

1. ポスターの良い例

タイトル，各項目のタイトル，目的，要約，結論の字が大きく強く印象に残る

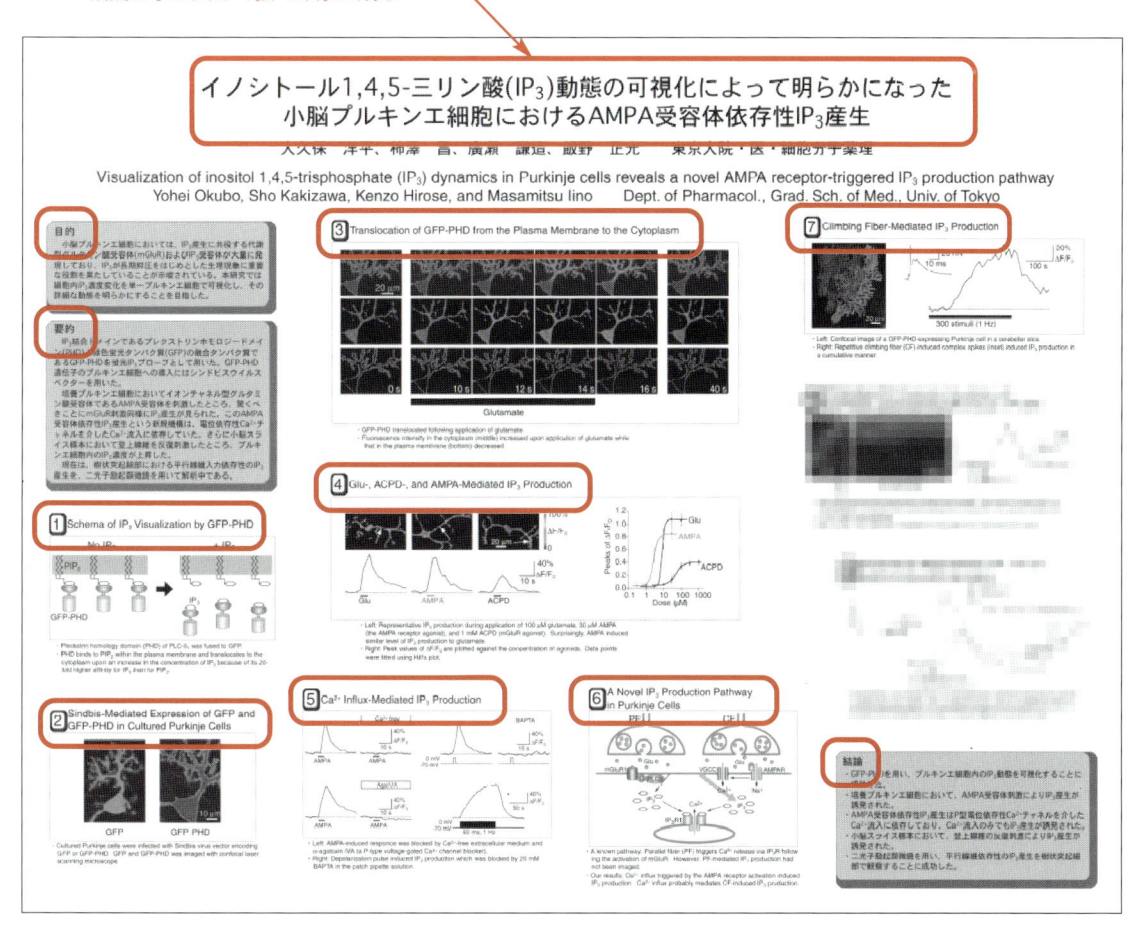

■例9　巻頭カラー写真9参照【発表者および共同研究者の許可を得て掲載】

著者からのひとこと
実験結果がたくさんあるのでしょうが，結論に必要なデータだけを掲示して簡潔，明瞭なポスターになっています．番号が大きく振ってあり，結果の流れがわかりやすく，また説明も効果的なイラストを用いており，発表者がいなくても要点が理解できる優れたポスターです．特にタイトル，各項目のタイトル，目的，要約，結論の字が大きく，堂々としたポスターで強く印象に残ります．

例10 製作者　大塚稔久
カン研究所主任研究員

ポスター製作時に使用したソフトウェア，パソコン，プリンタ：

　　PowerPoint，Macintosh（G3），Pictrography 3500（Fuji Film）

用紙の大きさ，材質：

　　A4判，Pictrography PG paper（光沢）

ポスター製作期間：

　　おおよそ4日程度（実験の合間をぬって）

ポスター製作時に心がけた点，工夫点：

　　まず，なるべくシンプルにすることを心掛けました．背景に色をつけると文字が読みにくい場合が多いので，口答発表とは違い背景は白に統一しました．また，4人が同時にポスター発表を行いましたので，表現やイントロで，食い違いがないよう心掛けました．文字も大きくして，フォントも統一しました．また，英語で名前が通っているものについては，あえて日本語にはしませんでした．たとえば，"active zone"はそのまま英語で用いました．"活性帯"と表記しているものたまに見受けられますが，この種の単語は日本語にするとかえってわかりにくい場合があります．

ポスター発表時に心がけた点，工夫点：

　　説明する時は明るくハキハキと（笑）．大きな学会では，ただ待ってるだけでは人は来ませんので，まず，自分から興味のあるポスターを見に行きました．そこで，「実は僕もポスターあそこで出してるんですけど，あとで，お時間のある時にでも見に来て下さい」と宣伝してまわりました．

ポスター発表でのエピソード：

　　口答発表と違い，ポスター発表の良いところは具体的なデータや技術についてある程度詳しく，お互いに話しができることだと思います．実際に共同研究も始めることができましたし，うまくいっていない実験系でアドバイスをもらい，その後サクサク動き始めたものもありました．また，名刺を交換したり，興味をもってくれた人のメールアドレスはきちんと聞いて学会が終わったあとに連絡しておくのも，ネットワークを広げるうえで大事なことではないかと思います．

1. ポスターの良い例

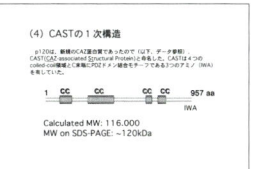

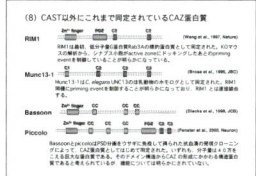

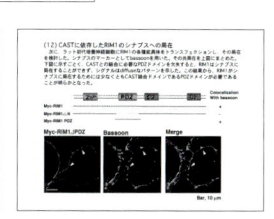

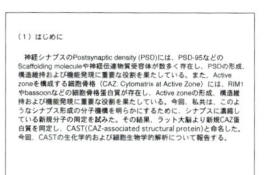

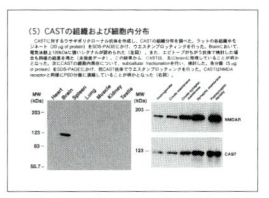

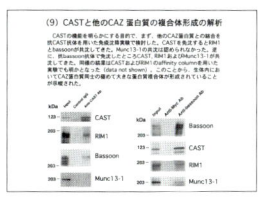

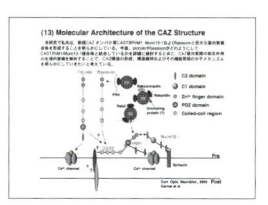

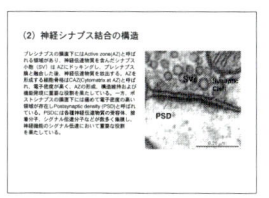

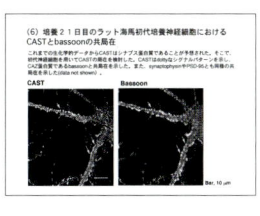

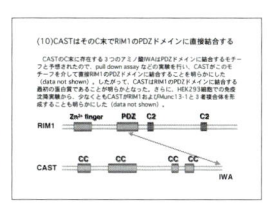

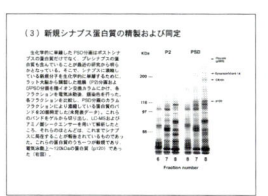

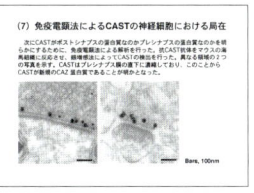

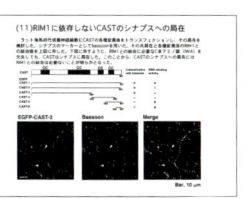

■例10　巻頭カラー写真10参照【発表者および共同研究者の許可を得て掲載】

> **著者からのひとこと**
> 背景が白でレイアウトはシンプルですが，インパクトのあるポスターです．全体として品格があり落ち着いたデザインなので，参会者は研究内容に集中してポスターを見ることができます．掲載する図を必要最低限にし，主張するポイントには必ず洗練されたイラストを入れ，簡潔で明瞭な説明になっています．

> **memo** ポスター発表優秀賞について
>
> 　最近はポスター発表や口頭発表について一定の基準を設け，審査を行い表彰する学会が増えてきました．賞の審査基準や審査方法は学会によってそれぞれ異なりますが，どの学会もプレゼンテーションの内容と発表者の意欲の向上のために設置されています．表彰されればポスターのプレゼンテーションはもちろん，研究内容が大きく注目されますから，願ってもないチャンスです．例として第76回日本薬理学会年会での優秀賞の審査基準を掲載しました．例を参考に製作途中や発表前に各項目をチェックしてみましょう．なお，学会によっては賞への応募者を対象に審査を行う場合もありますので，募集要項をよく読んでおきましょう．
>
> ---
>
> **ポスターおよび口演発表優秀賞の審査基準**
> （第76回日本薬理学会年会より）
>
> 発表賞規則の趣旨、即ち「研究内容、研究の将来性と創造性及びプレゼンテーション能力を評価の対象として選考する」に準拠して、次の5項目を評価のポイントとする。
>
> 1．「研究内容」
> 　　研究内容の質が高いかどうか、世界レベルにあるのかどうかを問う。分野に分けて選考する場合は、その時々の流行やトピックスにとらわれず、必ずしも現在スポットライトを浴びていなくとも薬理学の各分野で重要な貢献をしている研究者を評価する。
> 2．「研究の独創性」
> 　　研究の着想や展開における工夫等が認められるかを重点的に評価の対象とする。
> 3．「研究の将来性」
> 　　将来性のある薬理学者の育成に留意する趣旨からも、当該研究の発展性が明らかになっているかを評価する。
> 4．「プレゼンテーション能力1」
> 　　口演の場合はスライド、ポスターの場合はポスターの分かり易さ、表現の適切性等に十分な工夫がなされているか等の静的要素を評価の対象とする。
> 5．「プレゼンテーション能力2」
> 　　発表の仕方、態度、質疑応答等が適切並びに明快であるか等の動的要素を重点的に評価の対象とする。
>
> 採点には、以下の5段階評価を採用する。
> 　　5点：秀逸
> 　　4点：優秀
> 　　3点：良好
> 　　2点：可
> 　　1点：不良
> 　　　F：判定不能

1. ポスターの良い例

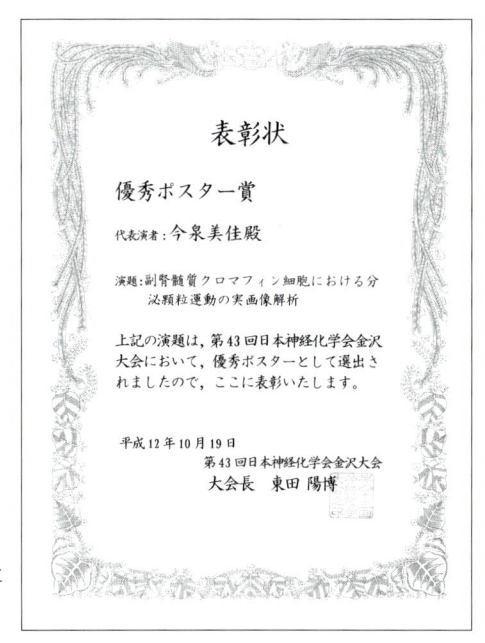

■ポスター賞受賞の例
表彰されればポスター，研究内容ともに注目を集めることになります

第5章 ポスター 良い例，悪い例

2. ポスターの悪い例

筆者が学会で見てきたポスターの悪い例（内容や説明ではなく，特にレイアウトの悪い例）をイラストで取り上げました．実際のポスター会場ではタイトルがきちんと貼られていないポスターや，論文を拡大コピーして貼り付けたようなアピールの欠けたポスターを意外にも多く見かけます．本稿では，このようなポスターではチャンスを得ることはできないと思われるような例をあげてみました．ぜひ，参考にしていただきたいと思います．発表前には，ポスターを自分で評価し，改善点はないかどうかもう1度確認してみましょう．

例1　演題取消

「演題取消」は余程の理由がないかぎりやめましょう．せっかく採択された自分の発表であり，準備期間も相当費やしていることと思います．事情があるにせよ，できる限り参加の努力をしましょう．演題取消しは自分だけでなく採択されなかった研究者のためにも避けなければなりません．

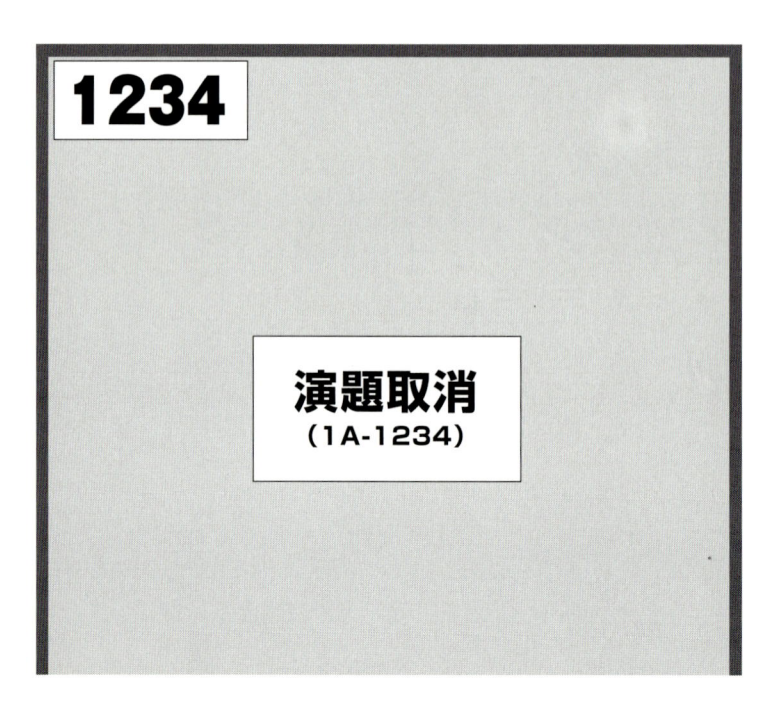

```
┌─────────────────────────┐
│ 1234                    │
│                         │
│                         │
│         演題取消         │
│        （1A-1234）       │
│                         │
└─────────────────────────┘
```

例2　いい加減

タイトル，図・表ともにだらしがない例．ポスターが真っ直ぐに貼られていません．また，ポスターとポスターが重なっていたり，端がめくれていたりしています．討論時に「話術でカバーしよう」という作戦かもしれませんが，ポスター発表の場合，掲示のみの時間が長く，このようにいい加減なポスターではいくら内容が良くても参会者に見向きもされません．

対処法：

第2章-8（67頁）で確認した通りのレイアウトでポスターを貼りましょう．計画し練習した通りにていねいに貼ることが大切です．

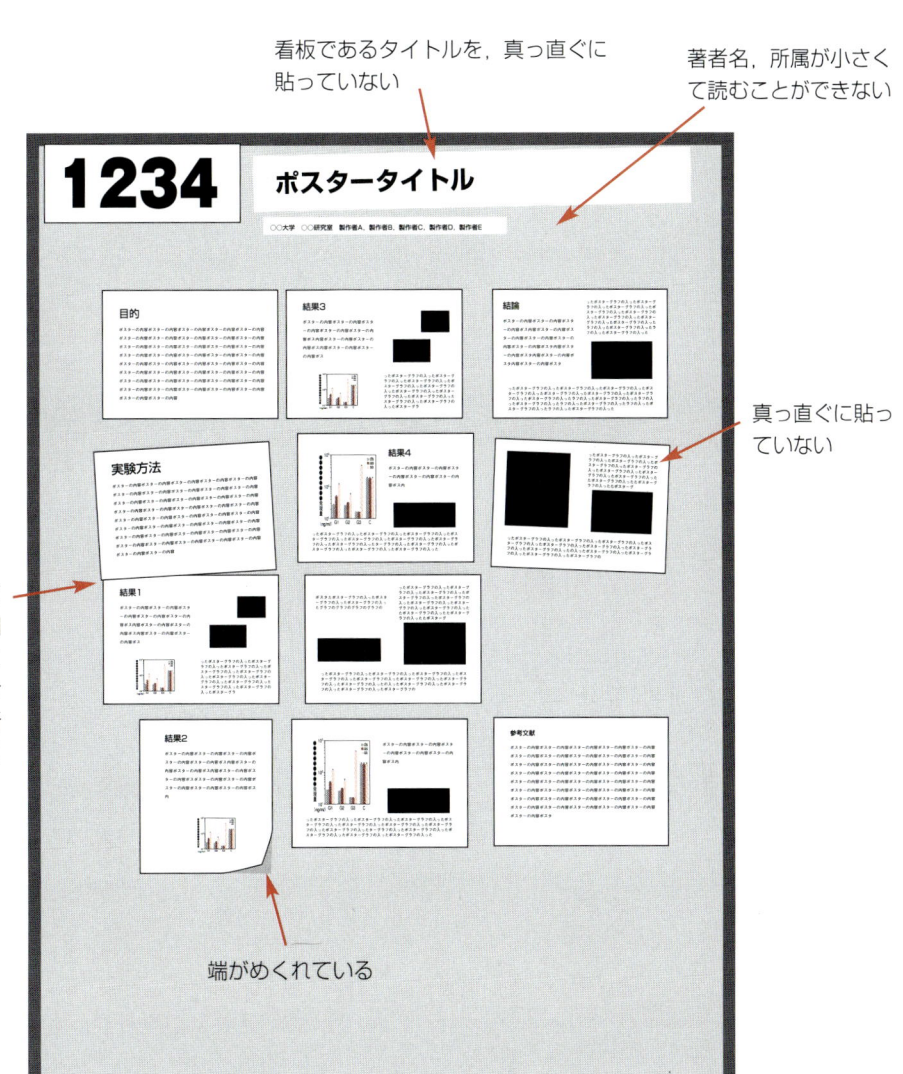

看板であるタイトルを，真っ直ぐに貼っていない

著者名，所属が小さくて読むことができない

真っ直ぐに貼っていない

ポスターが重なって貼っている．いい加減な掲示は参会者に見てもらえないだけでなく，発表者や所属機関の信用をなくす危険がある

端がめくれている

例 3　論文データを貼り付けただけ

　論文データをそのまま貼り付けただけのアピールの欠けたポスターの例．学会に行くとこのような消極的なポスターを意外にも多く見かけます．論文を単に拡大コピーしたようなポスターは文章が非常に長く，小さな文字で記載されており，内容が良くても参会者は見る気が失せてしまいます．かなり関心のある参会者でも混みあった騒がしいポスター会場ではなかなか集中して読んではくれないでしょう．また情報が盛りだくさんになり，要点がかすんでしまいます．

対処法：

　PowerPointを使って背景に変化をもたせる方法〔第2章（42頁）参照〕や，ポスターのレイアウトを検討すること〔第1章-4（34頁）参照〕で視覚に訴える，より個性の強いプレゼンテーションを行うためのポスターを作ることができるはずです．せっかくのポスター発表なのですから，発表者が不在でも要点がわかる洗練されたポスターをめざしましょう．

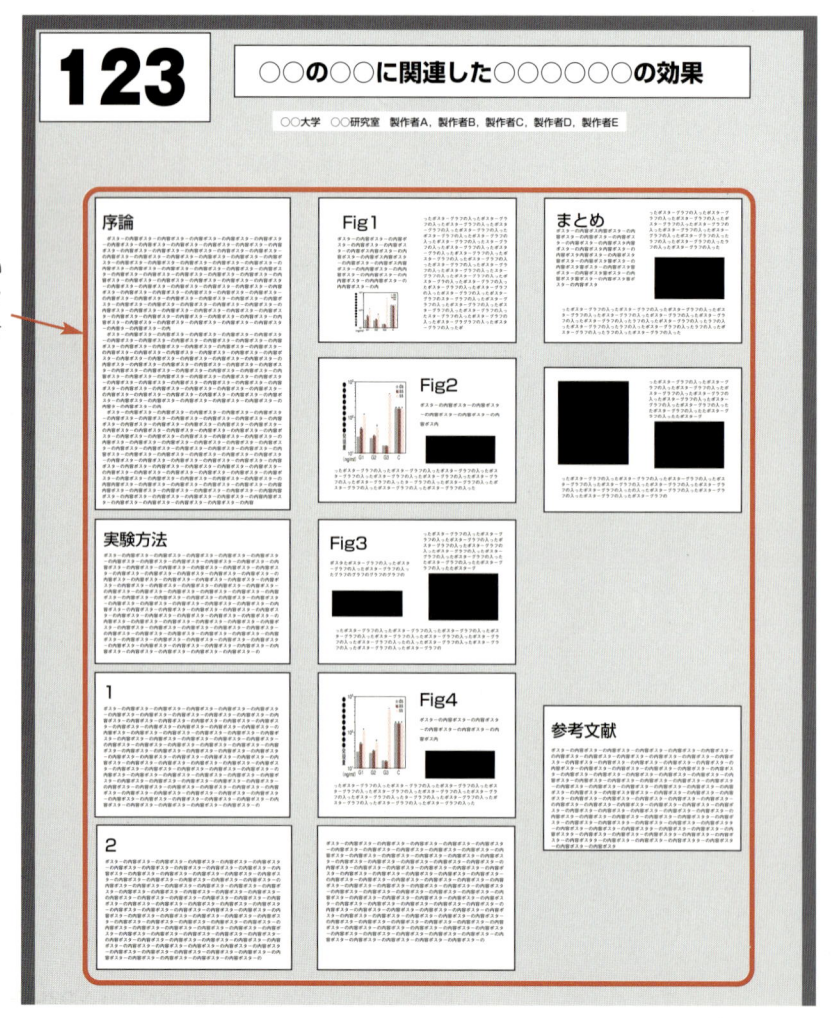

きちんと並んではいるが，論文のデータをそのまま貼り付けたような内容

例4　スペースからはみ出している

　ポスターが自分に割り当てられたポスタースペースからはみ出している例．最初の計画がしっかりしていなかったものと思われます．自分のポスタースペースからはみ出すことは見にくいだけでなく，隣の発表者に対して大変迷惑をかけることになります．

対処法：

　ポスター製作にあたっては，第1章-4（34頁）で解説した講演規定により，まず自分のポスタースペースがどのくらいの大きさなのかを確認して，レイアウトを決めて製作しましょう．そしてできあがったポスターは第2章-8（67頁）で解説した通り，レイアウトを再確認し，自分に割り当てられたポスタースペースに貼る練習をしておきましょう．

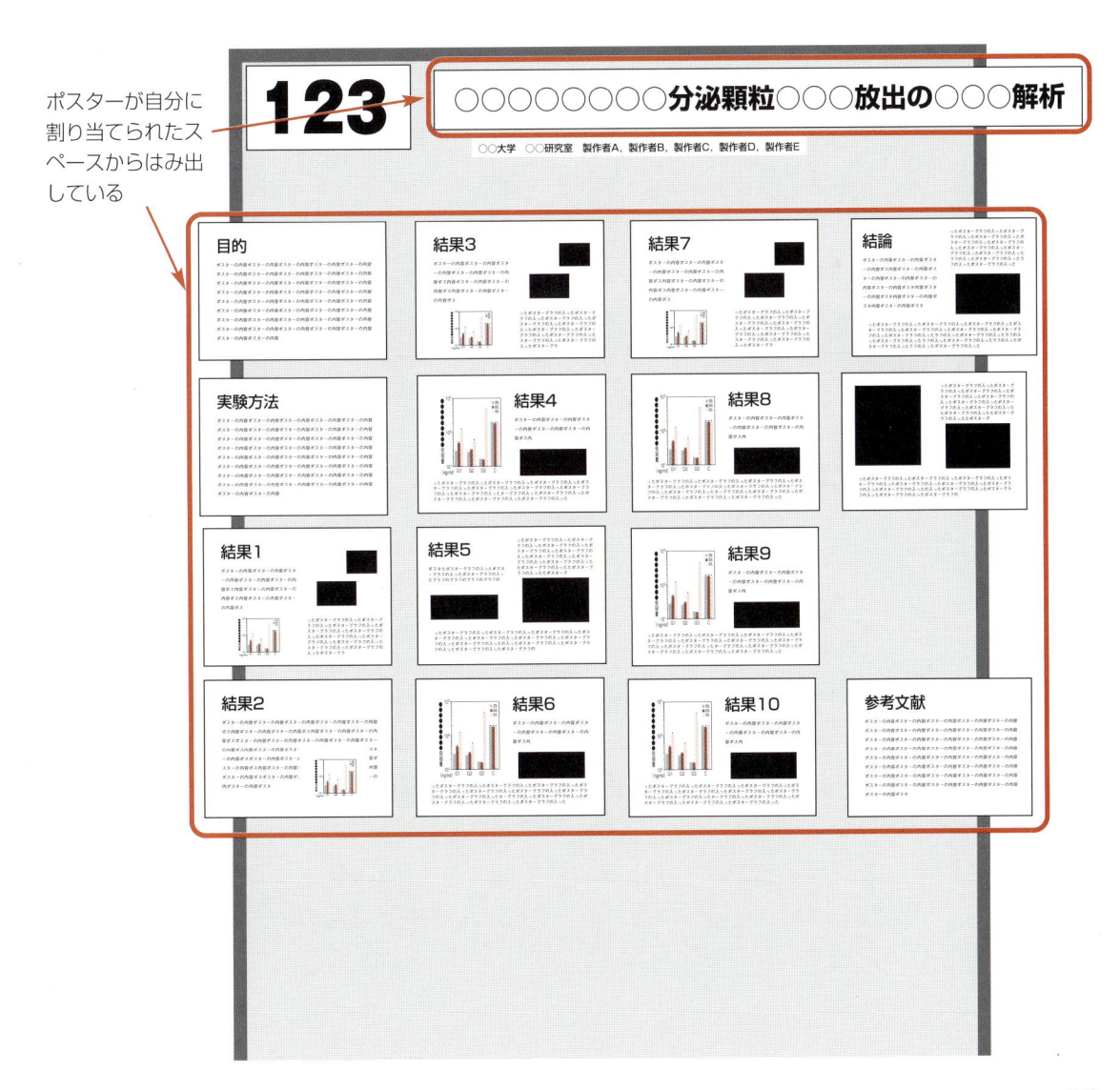

ポスターが自分に割り当てられたスペースからはみ出している

おわりに

　ポスター発表はいかがだったでしょうか．自分の研究成果をアピールし，討論したことで，いくつものチャンスが得られたのではないでしょうか．きっとポスタープレゼンテーションをやり遂げた達成感と満足感を胸に，研究室に戻って来られたことでしょう．

　ここでほっと一息といったところですが，実はもう一仕事残っているのです．ポスター発表で掴んだチャンスをより確実にするために，以下の作業を研究室に戻ったらすぐに行いましょう（学会後にすぐに行動した方が，印象が強く，チャンスも広がります）．

①メッセージ受付箱に入っていたメッセージの相手にメールなどで連絡を取りましょう→学会で直接会えなかった研究者との新たな人脈を広げるチャンスです
②深く討論してくださり，貴重な意見をくださった参会者には，お礼のメールを送りましょう→学会で得た人脈をより確かにするチャンスです
③参会者に論文請求をされた場合は，すぐに論文を送りましょう→論文を引用してもらえるチャンスです
④試料提供などの共同研究に発展する可能性を申し出てくださった参会者には，研究指導者らと話し合ったのち，メールなどでコンタクトをとりましょう→共同研究など研究が大きく発展するチャンスです

　そしてもう１つお願いです．ポスター発表後は論文をまとめる絶好のチャンスです．論文にすることで，研究成果は世に残り，業績となります．ぜひ，発表時の討論で得た質問やコメントを活かして論文を製作してください．

　本書のアイデアを活用していただき，ポスター発表を行うことでたくさんのチャンスを読者の皆さんが掴んでくださることを願っています．そして学会のポスター会場で，数多くの惹きつけられる印象の強いポスターに出会えることを楽しみにしています．

　本書執筆中，筆者を終始励ましてくださいました永松信哉教授をはじめとする杏林大学医学部第２生化学の皆様（菊田敏輝先生，中道洋子氏，西脇知世乃氏，長井進太郎氏）に心より御礼申し上げます．最後に，本書の企画から出版に至るまで，ご尽力下さいました羊土社編集部・嶋田達哉氏，渕名伸悟氏に感謝申し上げます．

今泉美佳

Index

ポスター発表はチャンスの宝庫！

索引

欧文

Abstract	18
Acknowledgments	64
Bold	46
Conclusion	62
Figure legend	58
Introduction	51
Materials and Methods	55
OHPシート	19, 81, 82
RAM	44
References	64
Results	58
Title	45
Word	51

あ行

アプリケーション	39
液晶プロジェクター	39
演題	21
演題受領書	28
演題登録画面	23
演題取消	118
演題募集案内	18, 19
演題名	46
演題申込	19
大判用紙	38

か行

影付き	46
画びょう	86
仮受領書	27
脚注	58
強調色	44
共同研究者	74
結果	58
結論	62
研究助成金	65
講演規定	34
考察	62
口頭発表	19, 20, 79
国際会議	93
ゴシック系	47

さ行

採択通知書	28
指し棒	84
参考文献	64
質疑応答	91
実験データ	32
実験方法	55
謝辞	64, 65
消耗品	40
抄録	22
抄録受付	19
助成金	65
所属	46
序論	51
図形描画	54
図形描画ツールバー	54
スライド	39
製作スケジュール	30
設計図	35
専用写真用紙	40

Index

た行

- タイトル ……………………………… 21, 45
- タイトル色 …………………………………… 44
- 著者 …………………………………………… 21
- 著者名 ………………………………………… 46
- ツールバー …………………………………… 54
- デザインテンプレート ……………………… 42
- 統計処理 ……………………………………… 32
- 討論用メモノート ……………………… 83, 91

な行

- ノート型パソコン …………………………… 75

は行

- 背景 …………………………………………… 42
- 背景色 ………………………………………… 44
- 配布用資料 …………………………………… 76
- 発表練習 ……………………………………… 72
- 標準誤差 ……………………………………… 32
- ファイル形式 ………………………………… 39
- ファーストネーム …………………………… 46
- フォトプリント紙 ……………………… 40, 44
- フォント ……………………………………… 47
- 太字 …………………………………………… 46
- プリンタ ……………………………………… 40
- プリンタドライバ …………………………… 40
- プログラム集 ………………………………… 18
- プロポーショナル …………………………… 47
- 文献番号 ……………………………………… 64
- 文房具 ………………………………………… 83
- ポスター ……………………………………… 83
- ポスター製作スケジュール ………………… 31
- ポスター・セッションディスカッション 79, 80
- ポスターのコピー …………………………… 83
- ポスター発表優秀賞 ………………………… 116
- ポスタープレゼンテーション ……………… 89
- ポスター・プレビュー ………… 19, 20, 79, 80
- ポスター・ラウンドセッション …………… 79
- 補足資料 ………………………………… 57, 76

ま行

- 明朝系 ………………………………………… 47
- 名刺 …………………………………………… 78
- メッセージ受付箱 …………………………… 77
- メモリ ………………………………………… 44
- 目的 …………………………………………… 51

や行

- 役割分担 ……………………………………… 66
- 有意差検定 …………………………………… 32
- 要旨 ……………………………………… 18, 22

ら行

- リボン ………………………………………… 86
- レイアウト …………………………………… 34
- レジュメ ……………………………………… 76
- レーザーポインター ………………………… 84
- ロゴ …………………………………………… 47
- 論文別刷 ……………………………………… 77

■ご協力

本書製作にあたり，以下の諸先生方に資料提供ならびに取材に関して多大なご協力をいただきました．心より御礼申し上げます．
【三菱化学生命科学研究所ゲノムデザイン学ユニット】柘植謙爾 先生
【信州大学農学部動物発生遺伝学研究室】鏡味 裕 先生，江口淳一 先生
【独立行政法人産業技術総合研究所人間系特別研究体】小島正己 先生
【国立医薬品食品衛生研究所安全性生物試験研究センター薬理部】小泉修一 先生
【味の素株式会社ライフサイエンス研究所】畑山寿之 先生
【大阪大学大学院理学研究科分子細胞生物学講座比較生物学研究室】小倉明彦 先生，冨永恵子 先生，篠田 陽 先生
【東京医科大学第一生理学教室】持田澄子 先生，伊東華奈子 先生
【東京大学大学院薬学系研究科薬品作用学教室】松木則夫 先生，山田麻紀 先生，小山隆太 先生
【東京大学大学院医学系研究科細胞分子薬理学教室】飯野正光 先生，廣瀬謙造 先生，大久保洋平 先生
【カン研究所】大塚稔久 先生
【九州大学大学院医学研究院生体情報薬理学】伊東祐之 先生（第76回日本薬理学会年会年会長）
【福岡大学医学部生理学教室】今永一成 先生（第80回日本生理学会大会会長）
【杏林大学医学部薬理学教室】遠藤 仁 先生
【国立医薬品食品衛生研究所代謝生化学部/九州大学大学院薬学研究院化学療法分子制御学講座（兼任）】井上和秀 先生
【新潟大学脳研究所分子神経生物学】武井延之 先生
【信州大学工学部環境機能工学科環境機能物質学研究室】片岡正和 先生
【群馬大学医学部行動分析学】関野祐子 先生

また，本書では筆者が学会発表時に使用したポスターを例として掲載しましたが，掲載をお許し下さいました以下の諸先生方に心より感謝申し上げます．
【杏林大学医学部第2生化学】永松信哉 先生
【上智大学生命科学研究所神経化学】熊倉鴻之助 先生，笹川展幸 先生
【東京大学医科学研究所脳神経発生・分化】御子柴克彦 先生
【大阪大学蛋白質研究所蛋白質機能制御研究部門】新延道夫 先生
【理化学研究所福田独立主幹研究ユニット】福田光則 先生

ポスター発表はチャンスの宝庫！
一歩進んだ発表のための計画・準備から当日のプレゼンまで

2003年 6月 2日　第1刷発行
2010年 6月10日　第7刷発行

著　者　今泉 美佳
発行人　一戸 裕子
発行所　株式会社 羊土社
　　　　〒101-0052
　　　　東京都千代田区神田小川町2-5-1
　　　　TEL　03（5282）1211
　　　　FAX　03（5282）1212
　　　　E-mail：eigyo@yodosha.co.jp
　　　　URL　：http://www.yodosha.co.jp/
装　幀　ダイエイクリエイト/末永弘二
印刷所　日経印刷株式会社

ISBN978-4-89706-354-6

本書の複写にかかる複製，上映，譲渡，公衆送信（送信可能化を含む）の各権利は（株）羊土社が管理の委託を受けています．
JCOPY ＜（社）出版者著作権管理機構 委託出版物＞
本書の無断複写は著作権法上での例外を除き禁じられています．複写される場合は，そのつど事前に，（社）出版者著作権管理機構（TEL 03-3513-6969，FAX 03-3513-6979，e-mail：info@jcopy.or.jp）の許諾を得てください．

研究から論文作成,学会発表までを多彩にサポート

大好評のプレゼン解説書が内容を一新して再登場!

改訂第2版
PowerPointのやさしい使い方から学会発表まで
アニメーションや動画も活かした効果的なプレゼンのコツ

- 編集　谷口武利

アニメーションや動画の活用方法が充実,より簡単に,より効果的なスライド作成が可能になりました.
データの準備や発表の際のテクニックなどの実践的なコツも満載,学会発表や講義にお薦めの1冊!

- B5判
- 277頁
- 定価(本体 4,500円+税)
- ISBN978-4-7581-0810-2

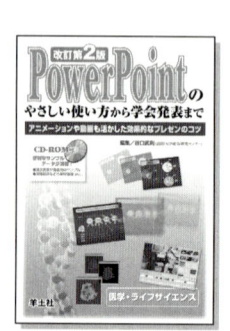

実例とポイントでわかる実践マニュアル!

理系なら知っておきたい
ラボノートの書き方

- 編集　岡崎康司,隅藏康一

研究成果をもとにした知的財産戦略が国家レベルで推進され,研究結果の正当性に世の中が敏感になってきた近年,より重要になってきたラボノート.その書き方が,実例とポイントで一目瞭然!
お手本を紹介!

- B5判
- 134頁
- 定価(本体 2,500円+税)
- ISBN978-4-7581-0719-8

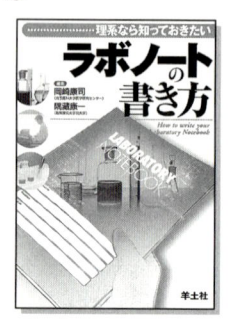

研究者や臨床医に特化した初の解説書!

Illustratorのやさしい使い方から論文・学会発表まで
すぐに描けるイラスト作成のコツと研究者のためのポスター・論文Figureの作成法

- 編著　門川俊明
- 著者　秋月由紀

『実験医学』好評連載の単行本化!医学・バイオ分野で必須ともいえるIllustratorを必要なテクニックに絞った丁寧な解説ですぐに使える!
ダウンロード特典つき!

- B5判
- 173頁
- 定価(本体 4,200円+税)
- オールカラー
- ISBN978-4-7581-0812-6

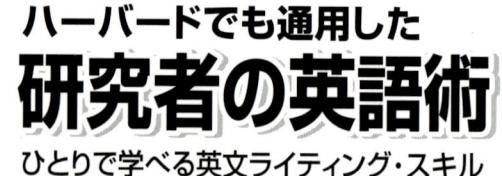

研究者に必要な英語力とその身に付け方とは?

ハーバードでも通用した
研究者の英語術
ひとりで学べる英文ライティング・スキル

- 著者　島岡 要,Joseph A. Moore

英語コミュニケーションを上達させるには?

誰もが直面する難関はライティングから解決する!実体験に基づき,まとめる・伝える・売り込む英文作成のポイントを島岡節で解説.産みの苦しみはこうして突き破る!

- B5判
- 183頁
- 定価(本体 3,200円+税)
- ISBN978-4-7581-0840-9

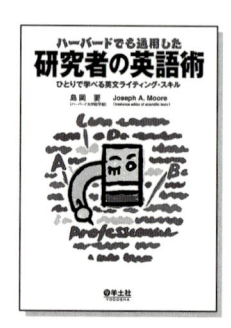

発行　羊土社 YODOSHA
〒101-0052　東京都千代田区神田小川町2-5-1　TEL 03(5282)1211　FAX 03(5282)1212
E-mail: eigyo@yodosha.co.jp
URL: http://www.yodosha.co.jp/

ご注文は最寄りの書店,または小社営業部まで

これからの学会は英語が主流

アクセプトされるワザを免許皆伝！

日本人研究者が間違えやすい
英語科学論文の正しい書き方

アクセプトされるための論文の執筆から投稿・採択までの大切な実践ポイント

- **著者** Ann M. Körner
- **訳・編** 瀬野悍二

好感をもってアクセプトされるために…

20年科学論文査読をしてきた英語圏一流研究者が贈る英語論文の書き方決定版！目からウロコのtips満載．

- 定価（本体2,600円＋税）
- B5変型判
- 150頁
- ISBN978-4-89706-486-4

"好感をもたれる英語"が的確に身につく！

相手の心を動かす
英文手紙とe-mailの効果的な書き方

理系研究者のための好感をもたれる表現の解説と例文集

手紙例文収録のCD-ROM付き　Mac & Win 対応

- **著者** Ann M. Körner
- **訳・編** 瀬野悍二

研究の国際交流をエレガントに進めるために…

相手に好印象を与え微妙なニュアンスが伝わる丁寧な英文手紙の表現をブラッシュアップ！

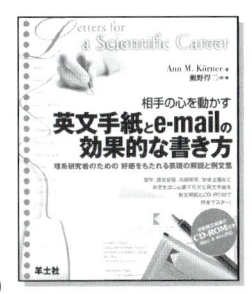

- 定価（本体3,800円＋税）
- B5変型判
- 198頁
- ISBN978-4-89706-489-5

学会での英会話力UPをサポート！

困った状況も切り抜ける
医師・科学者の英会話

国際学会や海外ラボでの会話術と苦情，断り，抗議など厄介な対人関係に対処する表現法

- **著者** Ann M. Körner
- **訳・編** 瀬野悍二

必ずマスターしておきたい重要フレーズを国際学会や海外ラボなどのシチュエーション別に解説．
さらに日本人がとくに苦手な断り・抗議などの"言いにくいこと"を，丁寧かつ効果的に相手に伝える会話術を伝授！

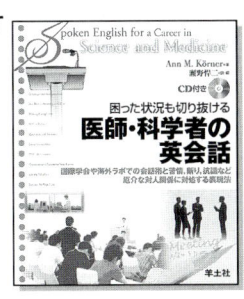

本書掲載の全英語表現を収録した耳から学べるCD付き！

- 定価（本体3,600円＋税）
- B5変型判
- 148頁＋オーディオCD
- ISBN978-4-7581-0834-8

電子辞書や分厚い医学事典に勝る機能性

ライフサイエンス必須英和・和英辞典 改訂第3版

- **編著** ライフサイエンス辞書プロジェクト

前書の1.7倍の収録語数でPubMed抄録の93％をカバー．

英和・和英の両方を収載し論文読解にも執筆にも使える機能的な一冊．発音注意語の音声ダウンロード付き！

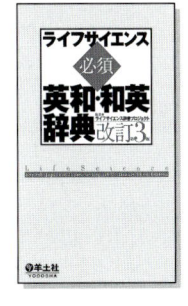

- 定価（本体4,800円＋税）
- B6変型判
- 660頁
- ISBN978-4-7581-0839-3

発行　羊土社　YODOSHA

〒101-0052　東京都千代田区神田小川町2-5-1　TEL 03(5282)1211　FAX 03(5282)1212
E-mail：eigyo@yodosha.co.jp
URL：http://www.yodosha.co.jp/

ご注文は最寄りの書店，または小社営業部まで

羊土社の大ベストセラー ライフサイエンス辞典！！

ライフサイエンス 論文を書くための 英作文&用例500

河本 健，大武 博／著
ライフサイエンス辞書プロジェクト／監

大好評ライフサイエンス英語シリーズの決定版．主要な学術誌約150誌，7,500万語をもとに文章パターンを徹底解析．スラスラ書くコツは主語と動詞の選び方にあった！とにかくすぐに書き始めたい人にオススメ！

- 定価（本体3,800円＋税）
- B5判　229頁　ISBN978-4-7581-0838-6

ライフサイエンス 文例で身につける 英単語・熟語

河本 健，大武 博／著
ライフサイエンス辞書プロジェクト／監
Dan Savage／英文校閲・ナレーター

415の文例に生命科学の専門語と論文で頻用される表現を凝縮し，1,462の単語と795の表現・熟語を収録．英文読解や論文執筆に必須の語彙力が効率よく身に付く．音声教材のダウンロードで学習効果アップ！

- 定価（本体3,500円＋税）
- B6変型判　302頁　ISBN978-4-7581-0837-9

ライフサイエンス 論文作成のための 英文法

河本 健／編
ライフサイエンス辞書プロジェクト／監

約3,000万語の論文データベースを徹底分析！論文執筆でよく使われる文法が一目でわかる．「前置詞の使い分け」など，避けては通れない重要表現も多数収録．"なんとなく正しい"英文からステップアップしよう！

- 定価（本体3,800円＋税）
- B6判　294頁　ISBN978-4-7581-0836-2

ライフサイエンス 英語表現 使い分け辞典

河本 健，大武 博／編
ライフサイエンス辞書プロジェクト／監

論文英語のフレーズや熟語を使いこなそう！ネイティブが執筆した約15万件の論文から得られた例文が満載で，「この動詞にはどの前置詞を使うのか？」といった，誰もが抱く論文執筆の悩みを解消する必携の一冊！

- 定価（本体6,500円＋税）
- B6判　1,118頁　ISBN978-4-7581-0835-5

ライフサイエンス英語 類語 使い分け辞典

河本 健／編
ライフサイエンス辞書プロジェクト／監

日本人が判断しにくい類語の使い分けを約15万件の英語科学論文データ（全て米英国より発表分）に基づき分析．ネイティブの使う単語・表現が詰まっています．論文から引用した生の例文も満載で，必ず役立つ一冊！

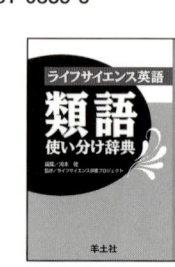

- 定価（本体4,800円＋税）
- B6判　510頁　ISBN978-4-7581-0801-0

発行　羊土社 YODOSHA
〒101-0052　東京都千代田区神田小川町2-5-1　TEL 03(5282)1211　FAX 03(5282)1212
E-mail:eigyo@yodosha.co.jp
URL:http://www.yodosha.co.jp/

ご注文は最寄りの書店，または小社営業部まで